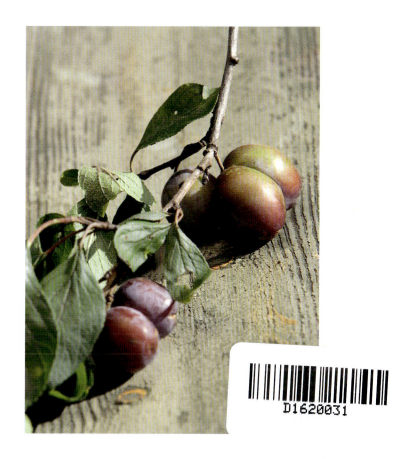

Renate Julia Winklmüller

Die Vitalstoff-Ernährung

Das Kochbuch

Inhalt

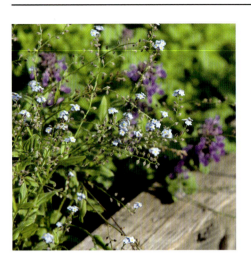

Einführung

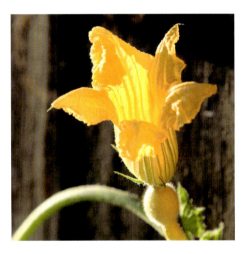

Basis der Vitalstoff-Ernährung

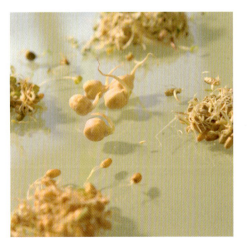

Vitalstoffe & Co

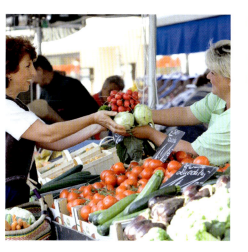

Einkauf

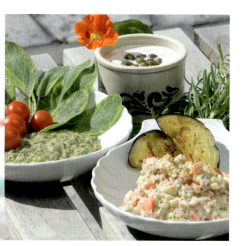

Kochkunst

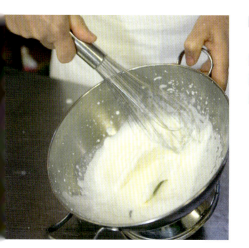

Nachschlag

Vorwort

Meine positiven Erfahrungen mit der Vitalstoff-Ernährung von Renate Winklmüller waren der Anlass, mich für eine Neuauflage dieses erfolgreichen und seit einiger Zeit vergriffenen Kochbuches einzusetzen.

Ich habe Frau Winklmüller nicht nur als sehr kompetente und engagierte Ernährungsberaterin kennengelernt, sondern auch als großartige Köchin, die naturbelassene Kost individuell und unglaublich schmackhaft zubereitet.

Ihre Rezepte sind aus eigener Erfahrung auch für „nicht so Geübte" erstaunlich einfach umzusetzen und können Basis einer sinnvollen Ernährungsumstellung sein.
Dies nicht nur um mehr Lebensqualität zu erlangen, sondern auch als sinnvolle Ergänzung bei der Behandlung chronischer Erkrankungen.

So ist die Bedeutung einer nachhaltigen, stoffwechselaktiven Ernährung auch in meinem Fachgebiet – der Schmerztherapie bei Wirbelsäulenbeschwerden – nicht zu unterschätzen.

Ich wünsche allen Interessierten, aber auch meinen Patienten viel Freude beim Lesen – oder besser noch beim Kochen und Genießen!
Und glauben Sie mir: Es funktioniert!

Dr. med. Ralf Saballus
Facharzt für Neurochirurgie/Spezielle Schmerztherapie

Aus ernährungsmedizinischer Sicht

Die Vitalstoff-Ernährung am Tannerhof

Übergewicht gilt als der wichtigste Promotor des metabolischen Syndroms, einer Kombination von Diabetes mellitus Typ II, Bluthochdruck und Fettstoffwechselstörungen mit einem mehrfach erhöhten Risiko für Erkrankungen wie Schlaganfall oder Herzinfarkt. Medikamente lindern, heilen aber nicht. Grundlegend helfen kann häufig nur eine Lebensstiländerung, und zwar zu jedem Zeitpunkt. Das ist die gute Nachricht! Egal, ob man nur ein paar Kilos zu viel auf die Waage bringt und sonst gesundheitlich topfit ist, oder sich schon im Vollbild des metabolischen Syndroms befindet mit einer Vierfachkombination an Blutdruckmitteln und bereits Insulin spritzt.

Die Erfolge am Tannerhof mit der Vitalstoff-Ernährung von Renate Julia Winklmüller – wir nennen diese Kostform in unserem Bio-Hotel nun „Schlanke Tanne" – sprechen für sich. Die individuelle Gewichtsabnahme an sich ist natürlich verschieden und hängt von den Faktoren wie Konsequenz, Bewegungsmotivation und Stoffwechselaktivität ab.

Deutlich ist aber: die Körperzusammensetzung verbessert sich. Fett wird abgebaut, der Muskelanteil wächst. Dadurch vermehrt sich der Gesamtenergieverbrauch des Körpers. Das zeigen unsere Messungen in der Bioimpedanzanalyse (Körperfettmessung).

Bluthochdruckpatienten können meist schon während ihres Aufenthaltes die Medikamente reduzieren. Die Insulinresistenz der Diabetiker Typ II wird durchbrochen, die Zuckerwerte bessern sich deutlich, auch die Langzeitzuckerwerte wie der HbA1c Wert. Auch nach dem Fasten ist die Vitalstoff-Ernährung der ideale Einstieg in eine neue intelligente Ernährungsweise.

Eindrücklich ist vor allem aber, dass sich die Vitalstoff-Ernährung auch im Alltag bewährt. Viele Gäste, die wir nach einem Jahr am Tannerhof wiedersehen, haben weiter abgenommen, fühlen sich körperlich wesentlich fitter und gesünder. Was für ein Gewinn an Lebensqualität! Auch bedingt durch einen (neu gelernten) wertschätzenden Umgang mit sich selbst.

Aus diesem Grunde freuen wir uns über die nun vierte Neuauflage des Vitalstoff-Kochbuches und wünschen dem geneigten Leser viel Erfolg auf dem Weg zu einem neuen, gesünderen Lebensgefühl.

Burgi v. Mengershausen
Fachärztin für Allgemeinmedizin/Ernährungsmedizin

Einleitung

Die Vitalstoff-Ernährung, die in diesem Buch vorgestellt wird, ist keine weitere Diät mit dem Versprechen, mit wenig Mühe in kurzer Zeit viel abzunehmen. Weit weniger spektakulär, basiert sie auf ganz einfachen Grundregeln und ist die Basis für alle, welche sich gesünder ernähren wollen. Dies setzt allerdings den Wunsch nach Veränderung der bisherigen Ernährungsgewohnheiten voraus. Das ist die unbequeme Wahrheit – aber es kann durchaus spannend sein, neue Wege zu gehen und 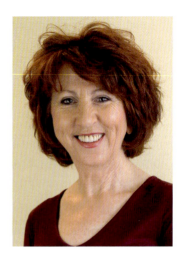 das gute Gefühl für sich und seinen Körper zu sorgen, lohnt die Mühe allemal.

Wie alles begann.
Durch meine Beratungen als Diätassistentin am Tannerhof in Bayrischzell wurde mir immer bewusster, wie frustrierend und dazu meist aussichtslos das Kalorien- und Fettaugenzählen für Menschen sein kann. Ende der 90er Jahre stieß ich auf interessante Forschungen zum Thema Ernährung bei Übergewicht.
Aus den USA mehrten sich die Hinweise, dass die meist stark verarbeiteten Kohlenhydrate in Burger, Chips, Pommes und Zucker in Keksen, Kuchen, Coke & Co. die Hauptverursacher vieler Erkrankungen und Übergewicht sind und nicht das bis dahin, als „Feind" aller Erährungsbewussten geltende Fett, da musste man wohl umdenken.
Nach und nach kamen auch in Deutschland Kostformen auf den Markt, welche sich am Glykämischen Index (GI) orientierten: LOGI-Methode, GLYX-Diät, Montignac-Methode, Atkins-Diät und die Bücher von Dr. Strunz. Diese waren damals die Pioniere eines neuen Denkens und auch heute sind sie noch aktuell und erfolgreich.
Nachdem herkömmliche Diäten nicht wirklich funktionierten, reifte in mir die Idee, aus all diesen Ansätzen eine neue und attraktive Kostform für unsere Gäste zu kreieren. Glücklicherweise hatte ich als Küchenleiterin die Möglichkeit dazu und meine aufgeschlossenen Chefs und ein motiviertes Küchenteam unterstützten mein Vorhaben. Der Tannerhof war schon immer ein Vorreiter für eine gesunde und natürliche Lebensweise. So entstand die Vitalstoff-Ernährung und später kam die Intensivstufe dazu.

Neu – und für die damalige Zeit ungewöhnlich ging es nicht darum Kalorien – oder Mengen zu reduzieren, sondern den Stoffwechsel durch eine Verringerung der Kohlenhydrate auf Fettverbrennung umzustellen.

Was damals nicht im Vordergrund stand, ist jetzt die Zugabe von mehr gesundem Fett – speziell innerhalb der Intensivstufe.

Dies entspricht den heutigen Low Carb-Kostformen mit ihren Abstufungen – von streng bis moderat.

Ja, ich weiß, Fette haben keinen guten Ruf! Dabei sind gerade die nativen, kostbaren Fette für wichtige Vorgänge im Körper nötig, machen satt und halten den Blutzucker niedrig. Omega-3-Fettsäuren verringern u.a. Entzündungen und stärken unsere Abwehr.

Dazu finde ich es enorm wichtig, Lebensmittel bevorzugt aus kontrolliert biologischen Anbau zu verwenden. Billionen von Körperzellen brauchen weniger „Müll", gekonnt von der Nahrungsmittelindustrie produziert, sondern mehr lebendige Nahrung von gesunden Pflanzen und Tieren. Vertrauen Sie Ihrem Körper, kochen Sie mit Liebe und essen Sie sich mit den besten Lebensmitteln, in der richtigen Kombination, satt und glücklich!

Nachdem dieses Buch einige Zeit vergriffen war, ist nun Herr Dr. Saballus der Herausgeber der vierten Auflage. Als erfahrener Arzt und Schmerztherapeut weiß er um die Bedeutung einer gesunden und bioaktiven Ernährung.

Jetzt liegt dieses Werk überarbeitet in Ihren Händen und ist aktueller denn je. Sie werden Gerichte für die schnelle Küche, für Gäste, für Fleisch- und Fischliebhaber, für Vegetarier und Veganer finden. Ein Eiweißbrot und Schoko-Muffins – ohne Zucker und Getreide – sind neu hinzugekommen.

Und nachdem es beim Essen nicht nur um Sättigung – sondern oftmals um Gefühle und Bedürfnisse – geht, finden Sie auch zu diesem Thema hilfreiche Informationen.

Die theoretischen Grundlagen der Vitalstoff-Ernährung werden im ersten Teil des Buches beschrieben. Weiteres Hintergrundwissen, Tipps und Rezepte sind auf meiner Website vorhanden.

Willkommen in der schlanken und gesunden Naturküche!

Ihre Renate Julia Winklmüller

Es ist so einfach!

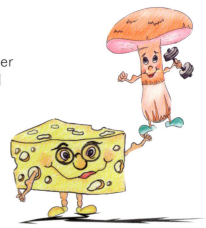

Eiweißlieferanten am Besten immer abwechselnd auf den Speiseplan setzen und nicht nur tierisches Eiweiß in Form von Fisch, Fleisch, Wurst, Eiern und Käse verwenden, sondern auch pflanzliche Eiweißträger. Diese sind in hoher Qualität Sojabohnen, Lupinen, Seitan und daraus hergestellte Produkte aus dem Naturkosthandel. Aber auch Hülsenfrüchte, Quinoa, Amaranth, Nüsse, Pilze, Chiasamen, Algen und Hanfsamen liefern reichlich wertvolle Aminosäuren. Hochwertiges Bio-Eiweißpulver aus Mandeln, Hanf, Erbsen, Reis, Soja etc. ist ebenfalls im Naturkosthandel erhältlich.

Auch Pflanzen liefern wertvolles Eiweiß!

Fette sind entgegen der landläufigen Meinung nicht grundsätzlich schlecht – im Gegenteil – sie werden vielfältig im Körper gebraucht. Empfehlenswert ist es, die tierischen Fette in Fleisch und Wurst zugunsten der wertvollen Omega-3-Fettsäuren zu ersetzen. Diese befinden sich reichlich und für den Körper gut verwertbar in Hering, Lachs, Makrele, Sardellen, Sardinen, Thunfisch – pflanzlich verfügbar in Algen-, Lein- und Hanföl. Außerdem sind biologisch wichtige Fettsäuren in Oliven-, Raps- und Nussölen enthalten und ebenso in Avocado, Oliven, Hanfsamen und Nüssen. Vor allem aus Omega-3-Fettsäuren bildet der Körper u.a. entzündungshemmende und immunstärkende Stoffe. Aber auch die gesättigten Fettsäuren in Butter, Sahne und nativem Kokosfett werden mittlerweile als positiv für die Gesundheit gesehen.

Gesundes Fett macht nicht dick und schon gar nicht fett!

Kohlenhydrate sind zwar wichtige Energieträger, der „normale" Wohlstandsbürger braucht aber nur wenig davon. Vor allem keine industriell verarbeiteten, „leeren" Produkte, welche keinerlei gesundheitlichen Wert haben, dick und träge machen und in die „Kohlenhydratfalle" führen. Dies bedeutet, durch ständige Blutzuckerschwankungen – verursacht durch erhöhte Insulinausschüttungen – bewirkt dieses hormonelle Ungleichgewicht Fettspeicherung, Leistungsabfall, Stressreaktionen und Heisshunger – meist wieder auf Süßes und Ungesundes. Als Folge davon entstehen oft Krankheiten, Übergewicht und ein ständiger Kampf mit sich und den Pfunden, der meist viel Energie und Lebensfreude kostet.

Kleine Mengen an den sogenannten „Sättigungsbeilagen" sind ausreichend – wählen Sie dabei möglichst die Vollkornvariante, oder lassen Sie am Abend, an einem Tag oder immer mal wieder diese Beilagen ganz weg. Hülsenfrüchte, Nüsse, Saaten, Gemüse und Salat liefern ausreichend Kohlenhydrate. Obst und Trockenfrüchte enthalten rel. viel Zucker und sollten eher sparsam genossen werden.

Je mehr gewünschter Gewichtsverlust – desto weniger Kohlenhydrate!

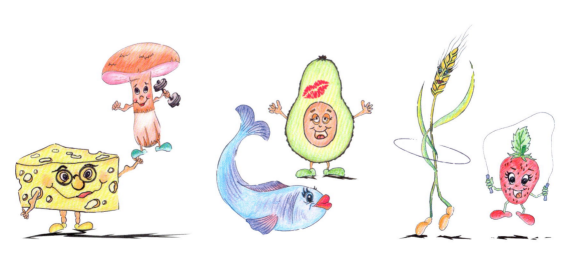

Was ist der Glykämische Index (GI)

Dieser Index, kurz GLYX genannt, ist ein Maß für den Anstieg des Blutzuckerspiegels nach dem Verzehr von Kohlenhydraten. Schon in den 70er Jahren bewertete Dr. David Jenkins (Kanada) Kohlenhydrate nach dem Glykämischen Index auf einer Skala von 1 bis 100. Mittlerweile ist für über 1.000 Lebensmittel der GLYX ermittelt worden. Als Standard verwendet man 50 g reine Glukose und vergibt hierfür den Glykämischen Index von 100. Ein hoher GLYX bedeutet, dass diese Kohlenhydrate den Blutzucker rasch und anhaltend ansteigen lassen und eine hohe Insulinausschüttung verursachen. Insulin – ein Hormon der Bauchspeicheldrüse – hat die Aufgabe, den Blutzuckerspiegel zu regulieren. Ist der Insulinspiegel längere Zeit erhöht, stellt der Körper auf Speicherung um: Alle Energiedepots werden gefüllt, natürlich auch die Fettzellen. Der Fettabbau wird blockiert und das macht dick. Gleichzeitig ist Insulin ein Heißhungerhormon. Wenn Sie z.B. eine Semmel mit Butter und Marmelade, oder eine Tüte Chips essen, steigt Ihr Blutzuckerspiegel schnell, und Insulin schleust den Zucker sofort in die Zellen; dies lässt den Blutzucker abfallen, Sie bekommen Kopfschmerzen, werden müde, nervös – und heißhungrig! Sie müssen sofort wieder zu Kohlenhydraten in Schokolade, Semmeln oder Softdrinks greifen: Der Teufelskreis beginnt von Neuem. Wer häufig Lebensmittel mit hohem GLYX isst die schnell ins Blut gehen, lebt ständig im „Unterzucker" und macht sich somit seinen Heißhunger immer wieder selbst.

Lebensmittel mit einem niederen GLYX-Wert (bis 55) z.B.: stärkearmes Gemüse, nicht zu süßes Obst, Hülsenfrüchte, gesäuerte Milchprodukte, Wildreis, grobe Haferflocken, Hirse, Buchweizen, Quinoa und Amaranth, Vollkornprodukte, Eiweißnudeln aus Hülsenfrüchten, Pilze, getr. Aprikosen und Gojibeeren, Bitterschokolade (über 70% Kakao), Wein (trocken), Agavendicksaft, Kokosblütenzucker.
Diese Lebensmittel können Sie in nicht zu großen Mengen verzehren.

Lebensmittel mit mittlerem GLYX-Wert (55-70) z.B.: Misch- und Weizenbrot, Vollkornknäckebrot, Vollkorntoast, Bananen, Trauben, Mango, brauner Reis, Pellkartoffeln, ungezuckerte Müsliriegel, Gemüsemais, Karotten, Kürbis.
Von diesen Lebensmitteln eher weniger essen, vor allem nicht in Kombination mit Fett.

Lebensmittel mit einem hohen GLYX-Wert (über 70) z.B.: Bier, süße Weine, alle Weißmehlprodukte wie Weißbrot, helle Nudeln, Kuchen und Croissants, Trockenfrüchte, Honig, Marmelade, Süßigkeiten aller Art, süße Säfte, Cola & Co., Cornflakes, weißer Reis, Chips, Bratkartoffeln, Pommes, Kartoffelpüree.

Diese Lebensmittel nur ab und zu und in geringen Mengen verzehren.

Glykämische Last (GL)

Sie stellt eine Weiterentwicklung des Glykämischen Index (Glyx, GI) dar. Damit wird nicht nur die Art des Kohlenhydrates, sondern auch die zugeführte Menge bewertet. Berechnet wird dies durch die Formel:

GL = Glykämischer Index (GI) x Kohlenhydratgehalt auf 100g : 100
Beispiel: Eine Portion Müsli mit 30g beinhaltet z.B. 19g KH.
(GI) 55 x 19g KH : 100 = 10.4

Werte < 10 gelten als niedrig, 11-19 mittel und > 20 als hoch.

Je niedriger der GL eines Lebensmittels, umso geringer der Einfluss auf den Blutzuckerspiegel und um so weniger die Ausschüttung von Insulin.

Mahlzeiten mit viel Gemüse, Salat, Fisch, Fleisch, Eiern, Nüssen, Milchprodukten, Hülsenfrüchten, Obst und Käse haben eine niedrige Glykämische Last und senken somit nach neuesten Erkenntnissen das Risiko von koronaren Herzerkrankungen.*

Der regelmäßige Verzehr von großen Mengen an Kohlenhydraten in Form von Zucker, Weißmehl, Brot, Cornflakes, Kartoffeln, oder Nudeln steigert die Glykämische Last und mit ihr die Wahrscheinlichkeit für Folgeschäden.

* dietary glycemic load and glycemic index increase risk of cardiovascular disease among middle-aged women: a population-based follow-up study. J Am Coll Cardiol. 2007 Jul 3;50(1):14-21. Epub 2007 Beulens JW, de Bruijne LM, Stolk RP, Peeters PH, Bots ML, Grobbee DE, van der Schouw YT. High Jun 18.

Eiweiß und Hormone spielen eine Hauptrolle im Energiestoffwechsel

Ohne Eiweiß keine Hormone! Deshalb muss Eiweiß von außen zugeführt werden, in Form von: Fleisch, Geflügel, Fisch, Eier, Kartoffeln mit Quark, Milchprodukten, Tofu, Lupine, Seitan, Quinoa, Amaranth, Hülsenfrüchten, Nüsse und Saaten, Pilzen und grünem Gemüse.

10 g Eiweiß stecken in:

Milchprodukte

Kefir	250ml
Dickmilch	250ml
Schafmilch	200ml
Milch, fettarm	300ml
Buttermilch	300g
Joghurt	300g
Parmesan	25g
Romadur 20%	37g
Schnittkäse 30%	40g
Feta	50g
Quark, mager	60g
Frischkäse 30%	75g

Getreide

Haferflocken	80g
Naturreis	125g
Wildreis	75g
Hirse	80g
Mais	125g
Vollkornmehl	75g
Vollkornnudeln	95g
Eiernudeln	75g
Hartweizennudeln	90g
Sojabrot	100g
Quinoa	130g

Nüsse und Samen

Erdnüsse	35g
Erdnussbutter	40g
Mandeln	50g
Cashewkerne	60g
Pistazien	50g
Sesam	55g
Sonnenblumenkerne	45g
Leinsamen	40g

Hülsenfrüchte

Bohnen	50g
Tofu	125g
Erbsen, frisch	175g

Obst, Gemüse

Himbeeren	500g
Broccoli	300g
Rosenkohl	200g
Grünkohl	200g
Kartoffeln	500g

20 g Eiweiß stecken in:

Fleisch, Geflügel, Wurst

Hühnerbrust	80g	Makrele	120g
Putenbrust	80g	Scholle	110g
Hühnereier	3 Stück	Kabeljau	120g
Lamm, mager	90g	Tintenfisch	120g
Schweinefilet	90g	Langusten	125g
Rinderfilet	100g	Steinbutt	120g
Kalbsfilet	100g	Matjesfilet	120g
Schinken, mager	120g	Austern	120g
Putenwurst	120g	Sardinen	220g

Fisch   **Sonstiges**

Räucherlachs	80g	Algen	30g
Heilbutt	100g	Weizenkeime	30g
Forelle	110g	Sojabohnen	3 El
Seezunge	100g	Shitakipilze	120g

Keine Angst vor zu viel Eiweiß! Die Empfehlung der Deutschen Gesellschaft für Ernährung lautet: 0,8g pro kg Körpergewicht.
Das reicht aber nicht, wenn man Stress hat, viel Sport treibt und abnehmen will. Dann sollte es mindestens 1g pro kg Körpergewicht sein: Eine 60kg schwere Frau hat also einen ungefähren Eiweiß-Bedarf von mindestens 48-60g pro Tag.

Zu viel Eiweiß auf einmal scheidet die Niere jedoch wieder aus. Deshalb sollten Sie es besser portionsweise, über den Tag verteilt zu sich nehmen, pro Hauptmahlzeit 20-30g. Vegetarier kombinieren am besten die verschiedenen pflanzlichen Eiweißquellen miteinander, um eine hohe biologische Wertigkeit zu erzielen (s. Tabelle).

Eiweiß (Proteine) lässt Pfunde schmelzen. Ohne Aminosäuren bildet der Körper keine fettabbauenden Enzyme, Hormone, sowie keine fettverbrennende Muskelmasse.

Biologische Wertigkeit

Damit wird die Qualität eines Nahrungseiweißes bezeichnet, welche davon abhängt, wie gut der Körper daraus eigenes Eiweiß verwerten kann, aus dem er Muskeln, Hormone, Abwehrstoffe und Glücksbotenstoffe aufbaut. Sie wird bestimmt durch den jeweiligen Anteil an den mindestens 20 verschiedenen Aminosäuren, aus denen der Körper Proteine (Eiweiß) aufbaut. 8-10 sind davon existentiell und müssen von außen zugeführt werden. Die höchste biologische Wertigkeit besitzen Eier (100). Tierisches Eiweiß enthält alle essentiellen Aminosäuren, was bei pflanzlichen Eiweißen nur selten der Fall ist. Nur liefert tierisches Eiweiß meist eine Menge ungesundes Fett und Purine (fördert Gicht) mit. Viele Völker der Erde, konnten und können es sich nicht erlauben, ihren Eiweißbedarf nur aus tierischen Quellen zu decken. Deshalb hat sich die Natur einen wunderbaren Trick einfallen lassen, dessen sich die Menschen seit Urzeiten in der ganzen Welt bedienen. Sie kombinieren einfach verschiedene Lebensmittel miteinander, die sich gegenseitig ergänzen. So liefern Hülsenfrüchte, kombiniert mit Getreide eine bessere Eiweißqualität als z.B. Rindfleisch oder Milch alleine.

Einzeln

Biologische   Wertigkeit

Eier	100	Roggen, gemahlen	78
Schweinefleisch	85	Weizen, gemahlen	47
Rindfleisch	80	Bohnen	72
Geflügel	80	Mais	72
Milch	72	Reis	66
Sojaeiweiß	81	Hülsenfrüchte	33

Gemeinsam sind sie stark

36% Ei mit 64% Kartoffeln	136
75% Milch mit 25% Getreide	125
68% Ei mit 32% Getreide	123
76% Ei mit 24% Milch	119
51% Milch mit 49% Kartoffeln	114
88% Ei mit 12% Mais	114
42% Bohnen mit 58% Mais	99
60% Ei mit 40% Soja	124

Die Rolle der Hormone im Energiestoffwechsel

Insulin: Das Speicherhormon! Gelangt Zucker in die Blutbahn, wird es als ein Hormon der Bauchspeicheldrüse vermehrt ausgeschüttet, damit es den überschüssigen Zucker in die Zellen transportiert. Somit wird der Blutzuckerspiegel gesenkt und der Fettabbau gehemmt. Insulin lagert Fett in die Fettzellen ein und wandelt überschüssigen Zucker in Fett um.

Glukagon: Fastenhormon und Gegenspieler von Insulin. Es baut Fett aus den Fettzellen ab und zieht es zur Energiegewinnung heran. Aber es kann nur dann wirksam sein, wenn kein Insulin vorhanden ist. Sinkt der Blutzucker zu stark ab, mobilisiert Glukagon den Zucker aus den Zellen.

Das Wachstumshormon STH: Als Powerhormon unser stärkster Fettverbrenner. Es kurbelt alle Vorgänge im Körper an, die mit Wachsen und Reparieren zu tun haben, erhöht den Muskelaufbau und schmilzt Fett sozusagen im Schlaf weg.

Noradrenalin: Das positive Stresshormon, verbraucht Zucker und Fett aus den Zellen zur Energiegewinnung.

Cortisol: Unser wichtigstes Stresshormon, stimuliert die Neubildung von Zucker und veranlasst die Fettzellen um den Bauch, große Energievorräte anzulegen. Das heißt, Stress macht einen dicken Bauch, greift Gehirn und Immunsystem an und schwächt somit die Abwehr.

DHEA: Dieses Hormon wird von den Nebennieren gebildet. Daraus entstehen wiederum die Sexualhormone und es ist als Gegenspieler von Cortisol fähig, Fett zu verbrennen, das Immunsystem anzuregen und Herz und Gehirn zu schützen.

Serotonin: Das Glückshormon. Es wirkt im Gehirn wie ein Antidepressivum, vermindert Schmerzen, fördert den Schlaf und wirkt als Appetitzügler. Es entsteht aus dem Eiweißbaustein L-Tryptophan.

Gute Laune kann man essen

Essen ist viel mehr als nur die Aufnahme von Nährstoffen und Energie. Die Ernährung steht enger in Zusammenhang mit unserer Psyche, als bisher angenommen. Wir alle kennen die Wirkung von Stimmungsaufhellern wie Vanille, Kokos, Ingwer, Chili, Meerrettich, Senf, Zimt, Kakao (Schokolade) und noch einige mehr. Eine Schlüsselfunktion hat dabei das körpereigene Glückshormon Serotonin, ein Botenstoff fürs Gehirn. Es vermittelt uns Entspannung, reduziert Stress, mindert Schmerzen und fördert den Schlaf. Fällt der Serotoninspiegel unter das normale Level ab, werden wir trübsinnig. Depressive Menschen leiden häufig unter einem Serotoninmangel. Der Körper bildet sich diese körpereigene „Droge" aus der Aminosäure Tryptophan. Diese ist ein wichtiger Eiweißbaustein, welche der Körper nicht selbst herstellen kann und deshalb mit der Nahrung zugeführt werden muss. Um aber eine Aufnahme der Aminosäure im Gehirn zu ermöglichen, sind Kohlenhydrate notwendig. Süßes und Fettes fördern die Serotoninbildung, was die Beliebtheit von Schokolade erklärt. Zucker hat die stärkste Wirkung auf das Glückshormon. Sie ist aber auch schnell wieder verpufft. Einen etwas geringeren Einfluss haben süße Früchte. Am besten sind ballaststoffreiche Kohlenhydrate, wie sie in Vollkornprodukten, Kartoffeln, oder Hülsenfrüchten vorkommen. Bei Stress muss es meist schnell gehen und Heißhungerattacken nach „weich, süß und fett" sind die normale Antwort des Stoffwechsels auf einen Serotoninmangel.

Nur wenige Menschen können unangenehme Gefühle wie Einsamkeit, Langeweile, Ärger, Depression und Stress aushalten. Diese seelischen Probleme werden meist mit dem Gang zur Kühlschranktür kompensiert. Frauen haben einen höheren Serotoninbedarf und bevorzugen meist eine kohlenhydratbetonte Ernährung mit Getreide, Kartoffeln, Gemüse, Obst, Nüssen, Schokolade. Dazu tryptophanreiche Lebensmittel wie Milchprodukte (Käse) Fisch, Eier und etwas Fleisch. Also (unbewusst) genau die Bausteine, welche der Körper zur Herstellung dieses Glückshormons braucht.

Sonne, Licht und Bewegung fördern außerdem die körpereigene Serotoninproduktion. Das erklärt warum im Winter als Ausgleich mehr Süßes gegessen wird.

Reich an Tryptophan sind folgenden Lebensmittel: Fisch, Fleisch, Geflügel, Eier, Nüsse, Sonnenblumenkerne, Getreide, (Hart) Käse, Quark, Sojabohnen, Hülsenfrüchte.

„Serotonin-Cocktail": Soja- oder Mandelmilch mit edlem Roh-Kakao, Mandelmus, Agavendicksaft, oder Kokosblütenzucker, Zimt, Vanille.

Sekundäre Pflanzenstoffe (SPS)

Diese sind hauptsächlich in Obst und Gemüse enthalten (so wie unzählige noch unentdeckte Substanzen, die als Medizin der Zukunft gelten).
Sekundäre Pflanzenstoffe töten Bakterien und Viren ab, beugen Krebs vor, gehören zu den Antioxydantien und vernichten freie Radikale. Sie stärken unsere Abwehrkraft und liefern hormonähnliche Substanzen, die vor Osteoporose, Herzinfarkt und Krebs schützen.

Apotheke Natur

Carotinoide: Karotten, Aprikosen, Kürbis.
Pythosterine: Sonnenblumenkerne, Leinsamen, Weizenkleie, Pflanzenöle.
Saponine: Hülsenfrüchte.
Glucosinolate: Senf, Meerrettich, Kresse und Kohlrabi.
Polyphenole: Tee, Wein, Kakao, Beeren, Gemüse, Obst und Getreide.
Bioflavonoide: Kohl, Tomaten, Paprika, Karotten, Aprikosen und Zitrusfrüchte.
Sulfide: Knoblauch, Zwiebeln.
Terpene: Früchte, Kräuter und Gewürze, vor allem in Zitrone und Pfefferminze.
Protease-Inhibitoren: Enzyme in Hülsenfrüchte und Getreide, unterstützen die Darmtätigkeit, beugen Dickdarm- und Leberkrebs vor.
Phyto-Östrogene: Soja und Soja-Produkte, Leinsamen, Hülsenfrüchte, Getreide und Getreidekleie.

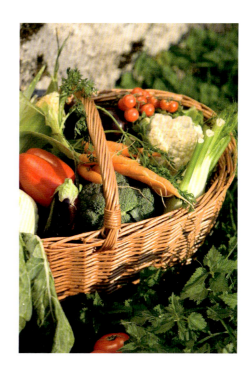

Vitalstoffe

Vitamine, Mineralstoffe, Spurenelemente und sekundäre Pflanzenstoffe sind die Zündfunken für die Fettverbrennung.

Vitamin C kurbelt den Fettabbau an, stärkt Zellen und Immunsystem. Reichlich enthalten in Sanddornsaft, Acerola, Acaipulver, Zitrusfrüchten, Kräuter, Gemüse, dazu enthalten diese natürlichen Lebensmittel Bioflavonoide, die die Wirksamkeit von synthetischen Vitamin C noch um ein Vielfaches übertreffen.

B-Vitamine, vor allem B_3 und B_6 bauen Muskeln auf und sorgen für die Bildung von Hormonen, die schlank machen. Ohne B-Vitamine werden keine Eiweißbausteine in die Muskeln transportiert.
Sie sind reichlich in Vollkornprodukten, Hülsenfrüchten, Avocados, Fleisch, Milchprodukten, grünem Gemüse und Hefe enthalten.

Chrom erhöht den Fettabbau indem es den Blutzuckerspiegel senkt. Dadurch wird weniger Insulin benötigt und Fette können besser abgebaut werden. Chrom steckt in Bierhefe, Vollkornprodukten, Tee, Fleisch, Pilzen, Eiern und Haferflocken.

Magnesium organisiert die Sauerstoffversorgung der Zellen und damit die Fettverbrennung. Ohne Sauerstoff verbrennt kein Fett! Bei Mangel kommt es zu Müdigkeit, Nervosität, Schlaflosigkeit. Die Pfunde wuchern und legen sich an den Hüften an. Magnesium findet sich u.a. in Kürbiskernen, Leinsamen, Nüssen, Rohkakao, Soja und vielen grünen Gemüsearten.

Carnitin hilft den Muskeln Fett zu verbrennen, indem es Fett zu den Öfchen (Mitochondrien) in den Muskelzellen bringt.
Carnitin stellt der Körper selbst her. Es kommt auch in Schaf-, Rind- und Schweinefleisch, in Eiern, Vollkornprodukten und Milchprodukten vor.

Jod fungiert als Treibstoff für die Schilddrüse und regt somit Stoffwechsel und Fettverbrennung an. Jod kommt natürlicherweise reichlich in Seefisch, Meeresfrüchten und Algen vor.

Taurin regt den Gallensäurestoffwechsel an und hilft Fette aufzuspalten. Taurin produziert der Körper selbst, es steckt aber auch in Krabben, Muscheln, Fleisch und in Energiedrinks.

Colin transportiert fettabbauende Stresshormone zu den Fettzellen. Colin stellt der Körper selbst her, es kommt aber auch in Soja und Eiern vor.

Vitalstoffe pur – Keimlinge und Sprossen

Keimlinge zählen zu den wertvollsten, lebendigsten Nahrungsmitteln, die die Natur uns bietet. Da der Samen seine gesamte Energie in das Keimen, also in den Wachstumsprozess steckt, steigert sich der Vitamin- und Mineralstoffgehalt bis um das 3-fache, Proteine werden in leicht verwertbare Aminosäuren gespalten und zusätzlich werden Enzyme gebildet. Frische Sprossen sind mit ihrem hohen Anteil an Vitalstoffen bei gleichzeitig geringem Kaloriengehalt geradezu ideal für die schlanke, vitale Küche. Sie stellen eine geschmackliche Bereicherung für vielerlei Gerichte dar und sind frei von Schadstoffen. Sie werden am besten roh verzehrt, damit man ihre wertvollen, aber empfindlichen Inhaltsstoffe nicht zerstört. Frische Sprossen eignen sich ideal als Ergänzung zu Salaten; mit Frischkäse oder Quark ergeben sie einen leckeren Brotaufstrich. Sie können wie Gemüse zubereitet, oder zur Verfeinerung von Gemüsen und Suppen verwendet werden. Es ist so einfach: einweichen, regelmäßig spülen und nach wenigen Tagen die äußerst wertvollen kleinen Kraftwerke ernten! Es gibt nichts kostbareres als Sprossen und Keime, und das Beste ist: Sie schmecken wirklich gut!
Näheres siehe Literaturangaben am Ende des Buches.

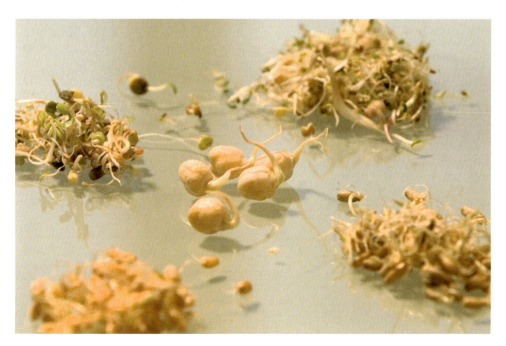

Was versteht man unter freien Radikalen und Antioxidantien?

Freie Radikale nennt man eine Form von aggressivem Sauerstoff im menschlichen Körper, die auf Bindungssuche im Körper unterwegs sind. Ihnen fehlt ein Elektron, das sie bei dem Vorgang der Oxidation abgegeben haben. Sie bilden sich ständig neu im Organismus, sind lebensnotwendig und werden normalerweise vom Körper gut in Schach gehalten. Nehmen sie nun überhand – Wissenschaftler sprechen heute davon, dass wir eine vielfach erhöhte freie Radikalenbildung haben als früher – werden Zellen, Blutgefäße und Erbgut im Übermaß angegriffen.

Unsere moderne Lebensweise, mit chemischen Zusätzen in der Nahrung und mit durch Pflanzenschutzrückständen belasteten Landwirtschaftsprodukten, fördert die übermäßige Entstehung von freien Radikalen. Diverse sonstige Umweltbelastungen wie Abgase, Schwermetalle, übermäßige UV-Strahlung, Rauchen und chemische Medikamente, belasten den Organismus zusätzlich.
Dieser oxydative Stress im Körper ist verantwortlich für vorzeitiges Altern, Alzheimer, Krebs, Gefäßverkalkung und viele andere Zivilisationserkrankungen.

Dagegen gibt es ein einfaches Mittel: **Antioxidantien.**
Dazu zählen Vitamin C, E, Beta-Carotin, Selen. Oft vielfach stärker sind die Sekundären Pflanzenstoffe (SPS), die sich u.a. in Gemüse, Wein, Grün- und Schwarztee, Vollgetreide, Sprossen und Keimen und im Obst befinden. Sie schützen wirkungsvoll vor Krebs, Schlaganfall, Herzinfarkt, vorzeitigem Altern und werden als die Medizin der Zukunft angesehen.

Wie wirken Antioxidantien?
Sie schieben dem bindungssuchenden Sauerstoff ein Elektron zu und machen ihn damit zufrieden und glücklich. So stellen sie wieder einen stabilen Zustand her und es findet keine (schädliche) Oxidation im Übermaß mehr statt. Es geht wie so oft im Leben nur um die „Balance", das Gleichgewicht der Kräfte.
Sind diese ausgewogen, ist die Gesundheit des Körpers gewährleistet.

Hülsenfrüchte – die Tausendsassas der kreativen Küche

Erbsen, Linsen und Bohnen waren in den letzten Jahrzehnten bei uns etwas in Vergessenheit geraten, galten sie doch als „Arme-Leute-Essen". Dabei waren sie hierzulande, ähnlich wie heute noch im Orient, oder in Lateinamerika, früher Volksnahrungsmittel und Grundlage für viele herzhafte Gerichte. Heute sind sie vor allem aus der Vollwertküche kaum noch wegzudenken. Auch die Gourmet-Küche schätzt immer mehr ihre vielfältigen Möglichkeiten. Edel

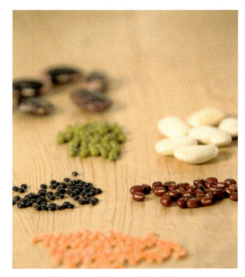

schmeckende Suppen, feinste Linsengerichte, oder scharf gewürzte Spezialitäten aus den fernen Ursprungsländern der Hülsenfrüchte, bereichern die Speisekarten der Welt. Hülsenfrüchte sind reich an hochwertigem Eiweiß. In Verbindung mit Getreide erhöht sich die so genannte „biologische Wertigkeit" um ein Vielfaches. Gemeinsam übertreffen sie dadurch sogar die tierischen Eiweißträger Fleisch, oder Fisch. Damit wird auch in ärmeren Ländern ein Eiweißmangel vermieden. Die dort verfügbaren pflanzlichen Nahrungsmittel, z.B. Bohnen und Mais ergänzen sich optimal.

Die Sojabohne* als bekannteste Hülsenfrucht verfügt über ein hohes Eiweißpotenzial (fast doppelt so viel wie Fleisch) mit allen acht essentiellen Aminosäuren, die der Körper braucht. Ebenso hochwertig ist der 20% Fettanteil, der überwiegend aus wertvollen Fettsäuren besteht.
Phyto-Östrogene in der Sojabohne können schwankende Hormonspiegel ausgleichen, bei Problemen in den Wechseljahren helfen und sogar Krebs vermeiden. Wichtig dabei: Nur vollwertige Sojaprodukte wie Tofu, Tempeh, Sojamilch ungezuckert, oder Sojaflocken in nicht zu großen Mengen verzehren und keine isolierten „Isoflavone" in Nahrungsergänzungsmitteln zu sich nehmen, diese haben sich in Studien als gesundheitlich negativ herausgestellt.

*Wichtig ist die Verwendung von Bio-Sojabohnen, um eine Genmanipulation auszuschließen

Ein „Schlank-Tag" der Vitalstoff-Ernährung

Vor dem Frühstück
1 Glas Wasser mit dem Saft einer halben Zitrone, oder heißes Ingwerwasser trinken.

Frühstück I (fruchtig)
1-2 Stück Obst, ohne Banane (Obst auch gedünstet, z.B. Apfel mit Zimt) mit 100g Magerquark, oder 200g (Bio) Joghurt, dazu je 1EL eingeweichte Sonnenblumenkerne, oder Mandeln, 2-3 EL Soja-, Erdmandel-, oder Braunhirseflocken, Zimt oder Ingwer.

Frühstück II (würzig)
Wahlweise: 100g körniger Frischkäse oder Magerquark mit 1 EL Hanf- oder Leinöl, oder je 50g Ziegen-/Schafskäse, oder Räucherfisch, 2 Rühr- oder Spiegeleier, 50g roher Schinken.
Für alle Variationen gilt: Kräuter, Gurke, Tomate, Radieschen, Oliven, etc. je nach Geschmack und Saison und evtl. 1-2 Sch. Eiweißbrot dazu.

Frühstück III (fruchtig-würzig)
siehe Frühstück II, dazu ein Stück Obst, z.B. Melone zum Schinken.

Vormittag (nur falls gewünscht, sonst weglassen)
Ein Stück Obst mit ein paar Nüssen, oder einen Becher (200g) Joghurt, oder ein kleines Glas Tomatensaft.

Mittagessen
Blattsalat mit beliebiger Rohkost, wenn möglich Kräuter und Sprossen darüber. Dazu 2-3 EL vom Vitalstoff-Dressing. (S. 70/71), oder/und eine Tasse heiße Gemüsebrühe (wärmt den Verdauungstrakt an).

<u>Hauptgerichte Vorschläge:</u> (s. Kochbuch, Rezepteil ab S. 92)
Einmal Fisch, einmal Bio-Fleisch, ein Gericht mit Ei und eines mit Käse. Den Rest teilen sich die pflanzlichen Eiweißträger wie Tofu, Hülsenfrüchte, Pilze und Seitan (Weizeneiweiß). Ergänzend gibt es reichlich frisches Gemüse und Soßen auf Gemüse-, oder Pflanzencreme-Basis. Dazu eine kleine Menge an hochwertigen, eiweißreichen Beilagen wie Naturreis, Quinoa, Amaranth, Hirse, Buchweizen, oder Pellkartoffeln (wird bei der Intensivstufe weggelassen und durch mehr Gemüse, oder Salat ersetzt).

Nachmittag (nur falls gewünscht)
s. Vormittag

Abendessen I (warm)
Suppen: (Rezepte ab S. 77) abwechselnd mit verschiedenen eiweißreichen Einlagen ergänzen. Auch 1-2 Scheiben vom selbstgebackenen Eiweißbrot (S. 53) sind dazu möglich.

Abendessen II (warm)
Gemüseplatte: ca.250g gegartes, beliebiges Gemüse mit 100g Fisch, Fleisch, oder Tofu gebraten, oder gedünstet, oder 50g Schafskäse, Mozzarella oder Pecorino darüber, oder 2 Eier gekocht oder gebraten, dazu Gemüsesoße oder Joghurt-Dip (Rezepte S. 62/63)

Abendessen III (kalt)
Roher oder gekochter Salat, wahlweise dazu mit 50g Schafskäse/Mozzarella, gekochtem Ei, 50g Räucherfisch, 100g Fisch, 100g Tofu, 50g Schinken, 50g gegarten Hülsenfrüchten, z.B. Linsen.

Intensivstufe: Diese Form der Vitalstoff-Ernährung kann als Anschlusskost nach dem Fasten – oder für eine allgemeine Stoffwechselumstellung eingesetzt werden. Sie enthält eine größere Eiweißkomponente, keine Sättigungsbeilagen wie Brot (außer Eiweißbrot S. 53), Nudeln, Reis, Kartoffeln, wenig Obst, dafür mehr Gemüse/Salat und 1-2 EL gutes Fett/Öl.

Grundsätzlich gilt: Zwei Wochen mindestens wird die Durchführung der Intensivstufe als Umstellung des Stoffwechsels empfohlen. Somit wird die Fettverbrennung angekurbelt und der gefürchtete Jo-Jo-Effekt soweit als möglich vermieden.
Zwischen den Mahlzeiten ca. 1-2 Liter stilles Wasser und 1 Liter Tee trinken. (Yogi-Tee, Brennessel, grüner Tee, 6er Aschenbrenner Tee, etc.).
Die Mahlzeiten bewusst und in Ruhe genießen und dabei gut kauen, dies fördert Verdauung und Sättigung.
Dazwischen kann immer mal wieder ein Espresso genossen werden. Cappuccino und Latte sind wegen dem enthaltenen Milchzucker nicht empfehlenswert.
Ab und zu ein kleines Glas guter Wein, oder ein Gläschen trockener Sekt ist nicht verboten, Bier enthält leider viele KH, deshalb erst einmal weglassen.

Nach der zweiwöchigen Umstellung wird ein „Belohnungstag" pro Woche, mit allen Lieblingsspeisen nicht nur erlaubt, sondern ausdrücklich empfohlen!

Die Macht der Vorstellung

Unser Körperschema ist im Gehirn gespeichert, somit auch Gewicht und Umfang. Deshalb kann man nicht erwarten, dass ein Gehirn innerhalb von wenigen Tagen das gesamte Körperschema umstellt. Eine der wirksamsten Möglichkeiten neue Bilder und Muster im Unterbewusstsein zu verankern, ist die Vorstellung. Sich vorzustellen, schlank und schön zu sein, ist eine machtvolle Möglichkeit der Veränderung durch Visualisierung. Das Unterbewusstsein kann nicht unterscheiden, ob ein Bild wahr oder erdacht ist. Allerding braucht es dazu Geduld, Übung und eine starke Absicht – ein Ziel für das man „brennt" und das alle Mühe lohnt.

Wenn man sich also so oft als möglich am Tag vorstellt, wie man dieses Ziel, ein schlanker Mensch zu *sein* – nicht erst zu *werden* – erreicht hat, akzeptiert dies das Unterbewusstsein als neue Wirklichkeit und der Weg ist frei für ein wunderbares neues und leichtes Leben. Folgende Visualisierungsübung kann dabei hilfreich sein.

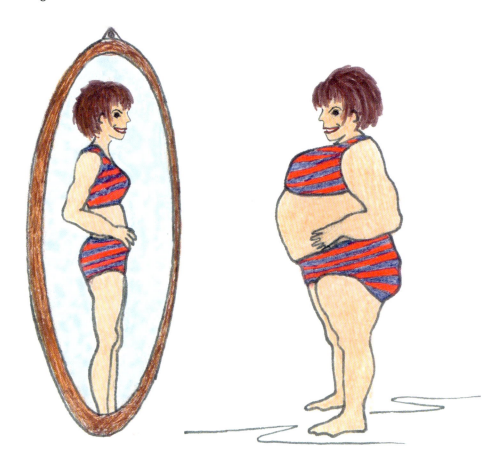

Visualisierungsübung – schlank mit allen Sinnen!

Sorgen Sie dafür, dass Sie nicht gestört werden, Türen zu, Handy und Telefon aus. Setzen Sie sich bequem auf einen Stuhl oder ein Sofa, kuscheln Sie sich in eine Decke, vielleicht mögen Sie sanfte Musik, Kerzen, oder was auch immmer Sie in eine entspannte Stimmung versetzt. Oder machen Sie die Übung vor dem Einschlafen, oder morgens beim Aufwachen. Legen Sie für nachher Papier und Schreibzeug zurecht.

Atmen Sie bewusst einige Male tief durch, mit jedem Ausatmen lassen Sie Ihre Schultern nach unten sinken und lassen dabei alles los, was Sie beschäftigt oder in irgendeiner Weise beeinträchtigt. Sie schließen langsam die Augen und mit jedem Atemzug fällt Ihr Alltag immer mehr von Ihnen ab – Ruhe und Frieden kehrt ein.

Sie nehmen nun Kontakt mit Ihrem Körper auf, wie fühlt er sich an, eher wohlig warm und gelöst, oder an manchen Stellen angespannt? Nehmen Sie Schmerz oder Druck wahr? Es geht darum, alles bewusst wahrzunehmen und nichts zu bewerten – alles ist gut so wie es ist!

Nun treten Sie in Ihrer Vorstellung mit Ihrem inneren schlanken Körper (den gibt es wirklich) in Kontakt.

Dabei stellen Sie sich einen gut trainierten Körper mit ausgeprägten Muskelgewebe vor. Sie lassen nun in Ihrer Phantasie einen „Film" entstehen, dabei sehen Sie sich selbst von aussen, wie Sie mit diesem imaginären, schlanken, muskulösen Körper eine Bewegung – das kann gehen, laufen, Rad fahren, tanzen, oder was auch immer sein – durchführen.

Dabei bleiben Sie ganz entspannt und betrachten diese Bilder von aussen, wie in einem Film.

Dann schlüpfen Sie mit Hilfe Ihrer Vorstellung in diesen Körper hinein und werden zu diesem Menschen, der sich voller Freude, Kraft und Leichtigkeit bewegt. Welche Musik, welcher Duft, welcher Geschmack, welches Gefühl passt zu dieser Bewegung in diesem „Film"? Lassen Sie sich Zeit, setzen Sie alle Sinne einzeln ein, lassen die Bilder dazu hochsteigen und genießen diese Vorstellung solange, wie es für Sie passt.

Langsam kehren Sie nun wieder in die Aussenwelt zurück, fühlen den Kontakt Ihres schlanken, inneren Körpers mit der Unterlage, öffnen die Augen, strecken sich genüsslich und versuchen sich im Laufe des Tages so oft als möglich als schlanker Mensch zu fühlen und zu bewegen.

Schreiben Sie alles auf, was Sie gefühlt, geschmeckt, gerochen und gehört haben. Dazu können Sie ein passendes Symbol wählen, wie einen schönen Stein, ein Tuch in der Lieblingsfarbe, einen besonderen Duft, oder eine Musik. Damit werden Sie immer wieder an das Erlebte erinnert und es wird mit Hilfe der Sinne erfolgreich im Unterbewusstsein verankert.

Diese Vorstellung, einen inneren schlanken Körper zu besitzen, prägt sich mit Hilfe all unserer Sinne im limbischen System – einem uralten Teil des Stammhirns – ein.

Hier sind alle Gefühle, uralte Instinkte, Körperreaktionen und vieles mehr gespeichert. Vor allem unser Belohnungssystem ist hier verankert und Essen ist nun mal die einfachste Art der Belohnung. Wir belohnen uns weil wir vielleicht Erfolg hatten, oder umgekehrt schlucken wir unseren Frust hinunter, oder naschen uns Langeweile oder Trauer weg. Wir können unsere Gefühle über das Essen beeinflussen und schon als Baby lernten wir, uns über Essen zu beruhigen und zu trösten. Seit uralten Zeiten ist Nahrung mit vielen Gefühlen und Erfahrungen gekoppelt und immer noch reagieren wir dementsprechend. Wir sind nicht „Herr im eigenen Haus", mindestens zu 80% – wenn nicht sogar mehr – treffen wir unsere Entscheidungen aus dem Unterbewusstsein und nicht mit dem realen Verstand auf den wir so stolz sind.

Ohne die Einwilligung unseres limbischen Systems ist es uns nicht möglich eine Diät länger zu halten, weniger oder „vernünftig" zu essen, oder sogar zu fasten – zu tief ist die Angst zu verhungern in uns gespeichert. Wenn wir dann eine Diät durchführen oder hungern, (damit ist nicht das Heilfasten gemeint) dann ist der Jo-Jo-Effekt vorauszusehen. Der Urahne in uns bunkert nämlich nachher wieder alles, was ihm zwischen die Zähne kommt für „schlechte Zeiten".

Da hilft nur eines: Frieden schließen mit diesem uralten Teil in uns, die wirklichen Bedürfnisse erkennen, ein erfülltes Leben führen, Sonne und Licht tanken und nicht zuletzt die natürlichste Nahrung zu uns nehmen. Das Ziel ist erreicht, wenn wir uns so frei fühlen, Pizza und Torte nur zur Hälfte zu essen, oder ganz stehen zu lassen. Dann ist der Kampf – welcher sowieso nicht zu gewinnen war – vorbei und die frei gewordene Energie kann für wahren Genuss und Lebensfreude genutzt werden.

Als ausgebildete Easy-Weight Kursleiterin weiß ich um die Bedeutung der mentalen Kräfte, gerade bei einem so komplexen Thema wie Übergewicht. Zur Vertiefung wird das gleichnamige Buch (siehe Literaturliste) empfohlen.

Einkauf mit allen Sinnen

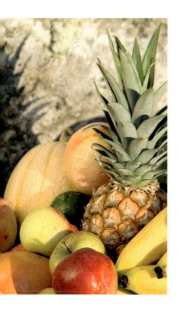
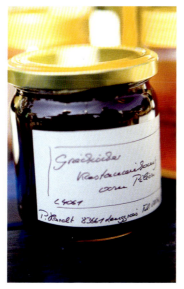
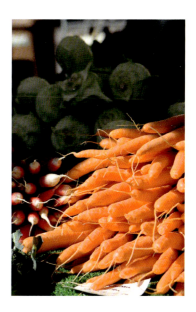

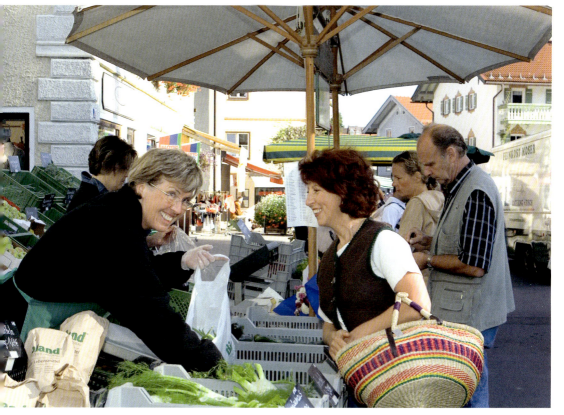

Einkaufszettel

Diese Zutaten werden bei der Vitalstoff-Ernährung benötigt!

Bioladen/Reformhaus

- Milchprodukte, Butter, Pecorino, Ziegen-/Schafskäse
- Senf (keine süßen Sorten)
- Meerrettich im Glas
- Chilipaste, Chiliwürze flüssig
- Oliven in allen Sorten
- Ketchup, Fertigsoßen (Glas)
- Tomatensaft, Orangensaft
- Soja-, Hafer-, Reis-, Dinkel-sahne (Cuisine)
- Sojasoße „Tamari"
- Soja-, Reis-, Hafer-,Dinkel-, Mandel-, Nuss- und Kokos-milch
- Eier
- Olivenöl, Rapsöl, Leinöl, natives Kokosfett, alle Nuss-öle, Hanföl
- Agaven-, Apfeldicksaft
- Meer- oder Ursalz
- Gekörnte Gemüsebrühe
- Sojaflocken, grobe Hafer-flocken, Haferkleie
- Sonnenblumenkerne, Sesam, Kürbiskerne, Cashewnüsse, Mandeln, Hasel-, Walnüsse
- Trockenobst (Apfel, Aprikose, Mango, Papaya, Gojibeeren, Maulbeeren)
- Grobes Knäckebrot, Vollkorn-toast, Dinkel-Vollkornbrot, glu-tenfreie Brote
- Tofu in allen Variationen
- Gemüse, Obst
- Xylit und Eryrtrit, die neuen „Zucker" und daraus herge-stellte Produkte

Supermarkt

(soweit als möglich Bio-Lebens-mittel)

- Tiefkühlgemüse natur
- Tiefkühlfisch
- Kräutertöpfe
- frische Chilischoten
- Kapern in Lake
- Oliven in allen Sorten
- Anchovisfilets
- Tomatenmark
- Tomatenpüree
- Reibkäse
- Rote Bohnen aus der Dose
- Balsamessig, Obstessig
- Schaf- und Ziegenkäse
- Wildlachs geräuchert
- Essiggurken, Senfgurken
- Tomatenpaprika, eingelegt
- Peperoni, eingelegt
- Bitterschokolade
- Kokosflocken
- Kokosmilch

Fleisch/Wurst und Fisch aus Aquakultur sollte grundsätzlich aus ökologischer Tierhaltung stammen.

Tipps zum Einkauf

Über einen grünen Markt schlendern, farbenfrohes Obst und Gemüse mit knackigem Salat im Einkaufskorb, dazu den Duft von frisch gebackenem Vollkornbrot in der Nase, am Käsestand Rohmilchkäse probieren. Gesunde und frische Lebensmittel einzukaufen kann großen Spaß machen und die Lust am Kochen wecken. Einkauf als inspirierendes Erlebnis und nicht als lästiges Übel, das man möglichst schnell und hektisch hinter sich bringt.

Damit dies trotz Berufstätigkeit stressfrei gelingt, ist eine kluge Planung beim Anlegen der vollwertigen Vorräte nötig (siehe Einkaufszettel). Frischware wie Gemüse, Obst, Salat und Milchprodukte werden jeweils nach Bedarf eingekauft und fertig ist die „Hamsterwirtschaft".

Entscheidend ist: Handelt es sich bei der angebotenen Ware um ein hochwertiges **Lebens**mittel, oder nur noch um ein **Nahrungs**mittel?

Beim Einkauf im Supermarkt sollten Sie auf die Deklaration der Zutaten achten und Produkte die Zusatzstoffe und E-Nummern enthalten, im Regal lassen; denn das sind nur noch Nahrungsmittel mit meist bedenklichen Zusätzen.

Saisongerecht einzukaufen hat den Vorteil, dass Gemüse und Obst aus Freilandanbau geringer mit Nitrat belastet sind. Sie schmecken besser und sind meist auch preisgünstiger als ihre bleichen Gewächshauskollegen.

Biologisch angebaute Produkte sind Lebensmittel und sollten bevorzugt in den Einkaufskorb kommen. Achten Sie beim Einkauf auf das Bio-Gütesiegel: Neben dem EU-Zeichen gibt es die Gütesiegel der heimischen Bio-Verbände wie Demeter oder Bioland. Diese arbeiten nach strengeren Richtlinien als die EU vorgibt und sollten daher bevorzugt werden. Das Biosiegel ist EU-weit gesetzlich geschützt und wird von unabhängigen Kontrollstellen kontrolliert.

Tipp: Kleben Sie sich einen Merkzettel mit „NUR DAS BESTE FÜR MICH" auf Ihren Einkaufswagen.

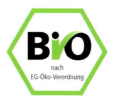 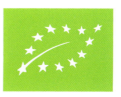

Kochkunst

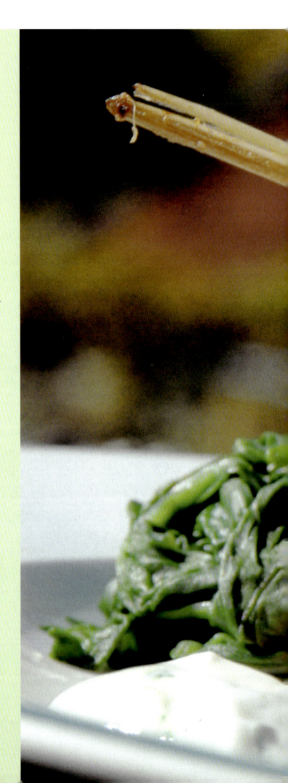

Willkommen in der schlanken Naturküche.

Sie werden farbenfrohe, kreative, appetitliche Mahlzeiten für den kleinen Hunger, für Eilige, für Gäste, für Fleisch- und Fischliebhaber und für Vegetarier finden. Alle Gerichte lassen sich, etwa wenn Sie Besuch erwarten, gut im Voraus zubereiten. Man kann sie perfekt miteinander kombinieren und schnell und unkompliziert herstellen.

Viel Spaß beim Nachkochen, beim Genießen – und beim Pfunde verlieren!

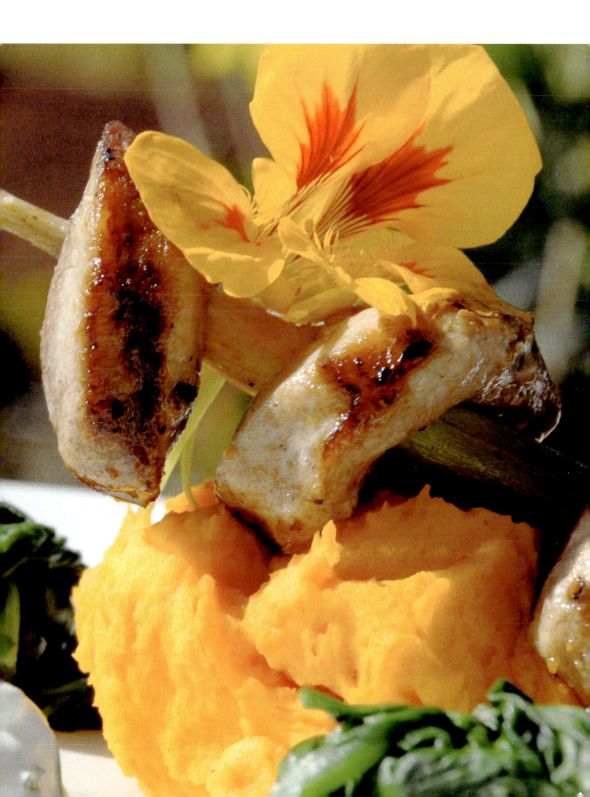

Frühstück & mehr

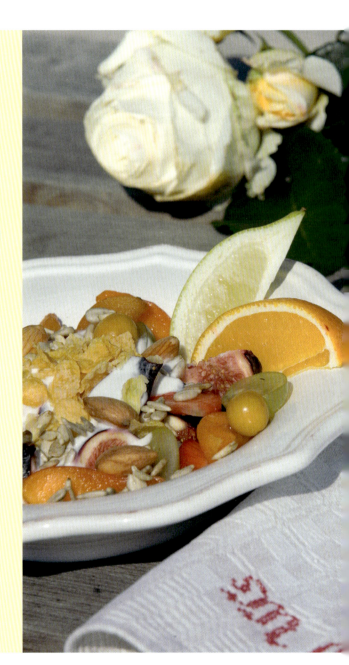

Starten Sie mit Vitaminen & Co. in den Tag

Mixen Sie sich morgens oder zwischendurch einen fruchtigen Eiweißdrink; die Dips und die Aufstriche lassen sich gut ins Büro mitnehmen.
Dazu etwas Gemüse oder Salat, eine Scheibe vom selbst gebackenen Brot und fertig ist der gesunde Imbiss. Für diejenigen, die nicht auf Süßes verzichten wollen, gibt es eigens kreierte zuckerfreie Naschereien:
Genuss ohne Reue!

Vitalfrühstück

Am Abend vorbereiten:
Entweder 2 EL Sonnenblumenkerne, 2 EL Kürbiskerne oder 5-7 Mandeln in einem Sieb waschen und in ausreichend Wasser über Nacht einweichen (Keimprozess beginnt schon durch das Einweichen). Am nächsten Morgen kalt abspülen und nach folgendem Rezept verwenden:

Zutaten (1 Person)

150g Naturjoghurt
1 TL Agavendicksaft
200-250g Obst nach Saison
1 EL Zitronen- oder Orangensaft
1 EL Keime (s. oben)
1 EL Sojaflocken

Zubereitung

 Joghurt mit Agavendicksaft glatt rühren.

 Obst waschen, klein schneiden, mit dem Zitronen- oder Orangensaft marinieren.

▶ Joghurt, Keimlinge und Flocken auf dem Obst anrichten.

▶ Evtl. mit etwas Zimt, Vanille, Kokosflocken oder Kakao bestäuben.

Info

Ein leckeres Energie-Frühstück, das schnell gemacht ist, eignet sich auch zum Mitnehmen als vitaminreiche Zwischenmahlzeit.

Obst sollte immer nach Saison und gut ausgereift verwendet werden.

Wer sich mit der Herstellung verschiedener Sprossen beschäftigen möchte, sollte sich entsprechende Literatur und ein Keimgerät besorgen.

Variationen

Statt Joghurt kann Kefir oder Quark verwendet werden.
Bei Milchallergie Schaf-, Ziegen- oder Sojajoghurt verwenden.
Statt Sojaflocken kann man Braunhirse- oder Erdmandelflocken einsetzen.

Pro Portion: ca. 335 kcal, 13g E, 14g F, 37g KH, GL: 5

Verschiedene Frucht-Eiweißgetränke

(Die Zutaten sind jeweils für einen Drink berechnet)

Beeren-Shake mit Sojamilch

100g gemischte Beeren, evtl. tiefgekühlt, 2 TL Zitronensaft, 1 TL Agavendicksaft, 50ml Orangensaft, 100 ml Sojamilch. Beerenspieß als Dekoration.

Pro Drink: ca. 122 kcal, 5g E, 3g F, 17g KH, GL: 5

Bananen-Möhren-Quark-Drink

½ Banane (50g Frucht), 1 TL Zitronensaft, 75g Magerquark, Zimtpulver, 100ml Möhrensaft (aus der Flasche oder selbstgepresst). Einige Bananenscheiben als Fruchtspieß (in Zitronensaft wenden, wird sonst braun).

Pro Drink: ca. 132 kcal, 11g E, 0,4g F, 20g KH, GL: 9

Ananas-Joghurt-Drink

150g Naturjoghurt, (3,5%), 1 TL Zitronensaft und Schale, 50ml Ananassaft (ungezuckert), 1 TL Agavendicksaft, Prise Naturvanille. Als Fruchtspieß Ananas (ca. 50g) in kleine Würfel schneiden, mit etwas Kokosflocken bestreuen.

Pro Drink: ca. 128 kcal, 6g E, 1g F, 25g KH, GL: 9

Melonen-Birnen-Kefir-Drink

½ reife Birne (50g), 150ml Kefir, Zimtpulver, 50g Melonenstücke mit Minzeblättern auf einem Holzspieß als Dekoration.

Pro Drink: ca. 172 kcal, 6g E, 6g F, 25g KH, GL:12

Exotischer-Shake

50g Mango, 50g Papaya, 125ml Vanille-Sojamilch, ein Stückchen frischer Ingwer, Kokosflocken zur Dekoration.

Pro Drink: ca. 139 kcal, 5g E, 4g F, 20g KH, GL: 6

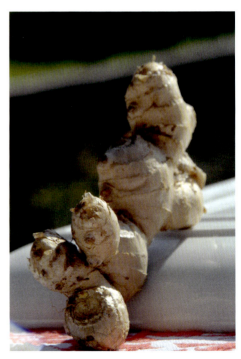

Erdbeer-Vanille-Shake

50g Erdbeeren, evtl. tiefgekühlt, 1 TL Zitronensaft, 1 TL Agavendicksaft, 1 Msp. Vanillepulver oder ½ Vanilleschote ausgeschabt, 125ml Vanille-Sojamilch. Erdbeeren mit Kiwi als Dekoration.

Pro Drink: ca. 117 kcal, 5g E, 3g F, 17g KH, GL: 4

Gemischter Beeren-Buttermilch-Shake

100g gemischte Beeren, evtl. tiefgekühlt, 1TL Agavendicksaft, 1 TL Zitronensaft, 125ml Buttermilch. Frische Minze und Orangenscheibe an den Glasrand stecken.

Pro Drink: ca. 106 kcal. 6g E, 1g F, 17g KH, GL: 4

Variationen

Obst kann beliebig ausgetauscht werden.
Gutes Eiweißpulver, auch vegan, (Biohandel) kann als Ergänzung verwendet werden, dieses sättigt nachhaltiger.

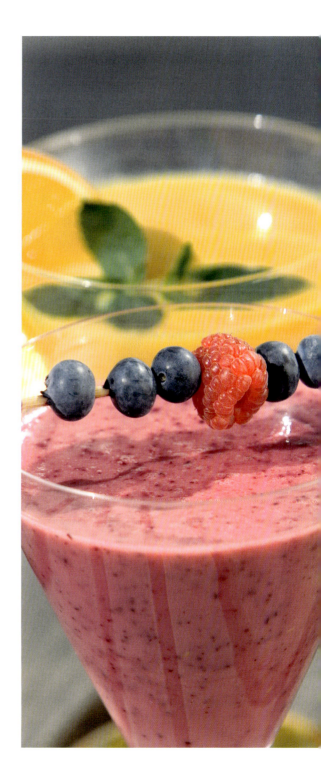

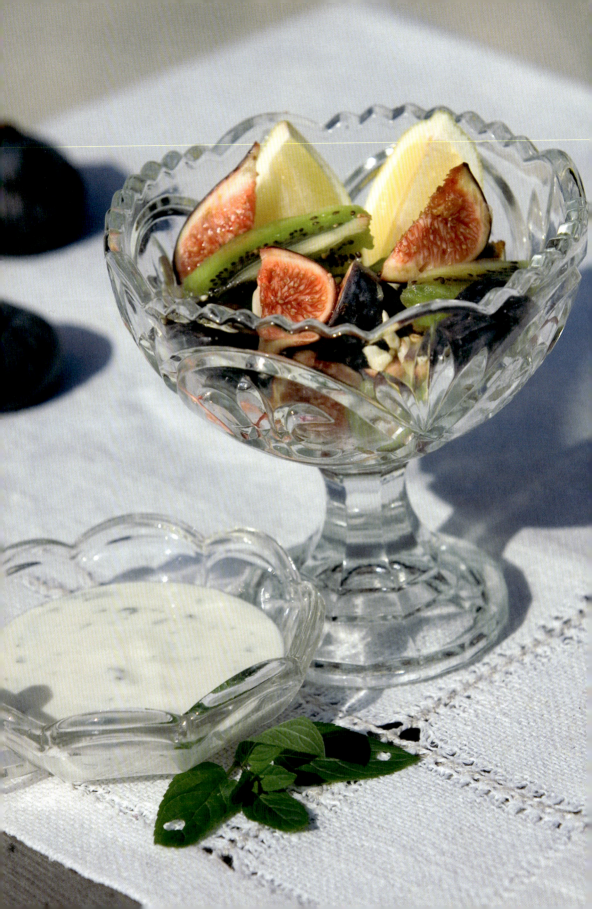

Kiwi-Feigensalat

Zutaten (1 Portion)

2 frische Feigen
1 Kiwi
1 EL Zitronensaft
150g Naturjoghurt
1 EL Agavendicksaft
2 Zweige frische Minze
1 Prise Ingwerpulver oder
Zitronenschale

Zubereitung

➤ Feigen und Kiwi waschen, trocken tupfen, Kiwi schälen, beide Früchte in Spalten schneiden, in einer Schüssel vorsichtig mischen, mit Zitronensaft beträufeln.

➤ Joghurt mit Agavendicksaft verrühren. Minze fein schneiden und mit dem Ingwer oder der Zitronenschale unter den Joghurt mischen.

➤ Den Joghurt zu dem Obst reichen, mit Minzeblättern dekorieren.

Info

Ein erfrischendes, enzymreiches Frühstück, oder eine leckere Zwischenmahlzeit nachmittags.

Kiwi wird in Verbindung mit Milchprodukten leicht bitter, deshalb nicht vermischt stehen lassen.

Variationen

Statt Feigen passt Melone zu Kiwi, oder Sie wählen andere Früchtekombinationen je nach Saison, z.B. Birne, Orangen oder Beeren.

Sonnenblumenkerne oder einige Mandeln (über Nacht eingeweicht) ergänzen den Salat optimal mit wertvollen Inhaltsstoffen.

Als vegane Variante Soja- oder Kokosjoghurt verwenden.

Pro Portion: ca. 239 kcal, 7g E, 6g F, 38g KH, GL: 3

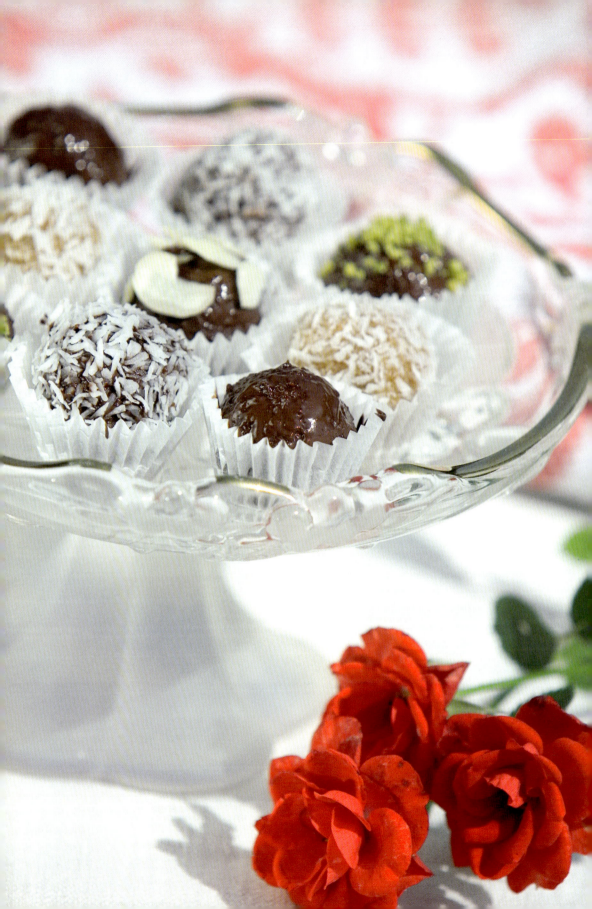

SOS-Pralinen
(Schlemmen Ohne Sünde)

Zutaten (ergibt ca. 25 Stück)

200g getrocknete Aprikosen
50ml frischgepresster Orangensaft
1 unbehandelte Zitrone
1 Vanillestange (Vanillepulver), ein Stück frischer Ingwer oder Zimt
150g gemahlene Mandeln
30g Bitterschokolade
Kokosflocken und/oder gemahlene Mandeln zum Wenden
Papierkörbchen

Zubereitung

➤ Aprikosen über Nacht in dem Orangensaft einweichen.

➤ Zitrone abreiben und auspressen, Vanille, feingeriebenen Ingwer oder Zimt zusammen mit den Aprikosen und den Mandeln pürieren.

➤ Schokolade bei milder Hitze schmelzen.

➤ Gleich große Kugeln formen, in die geschmolzene Schokolade tauchen. Mit den Kokosflocken und/oder gemahlenen Nüssen bestreuen.

➤ In Papierkörbchen setzen, abgedeckt kühl stellen.

Info

Eine gesunde Schleckerei mit niederem GL. 2-3 Stück machen nicht dick und geben reichlich Energie.

Gut geeignet als Zwischenmahlzeit, Reiseproviant oder als Geschenk.

Variationen

Statt Aprikosen sind getrocknete Apfelringe, Ananas, Mango, Papaya, Cranberries, Gojibeeren oder Sauerkirschen geeignet.

Jegliche Art von Nüssen ist als Variation geeignet.

Kokosflocken und Nüsse können zur Geschmacksverbesserung angeröstet werden.

Schokolade kann weggelassen werden, dann in den gemahlenen Nüssen/Kokosflocken wenden

Winterliche Variation:
Sauerkirschen und Cranberries mit Lebkuchengewürz und Orangenschale.

Pro Stück: ca. 59 kcal, 1g E, 3g F, 7g KH, GL: 2

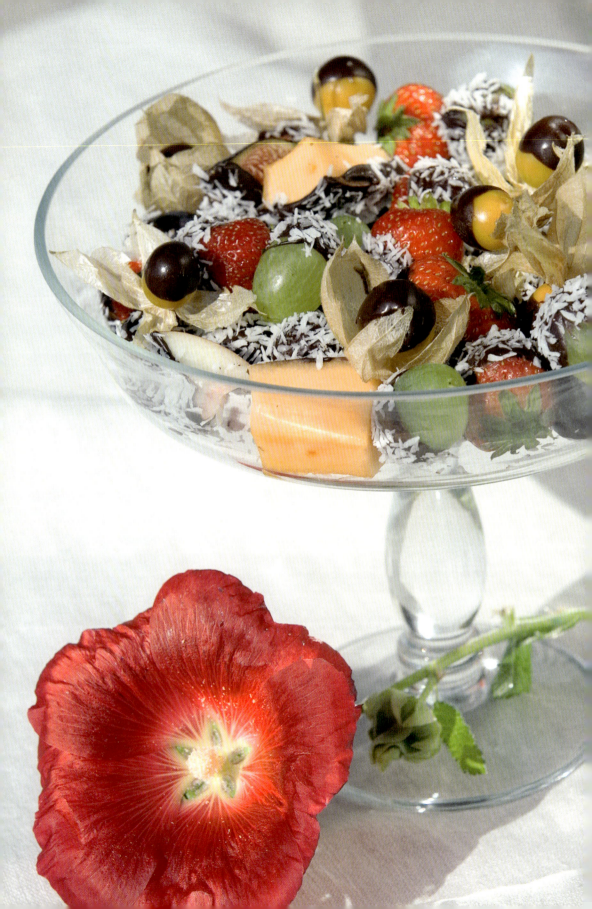

Früchte im Kokosmantel

Zutaten (1 Portion)

50g Früchte, z.B. Erdbeeren,
Melonenstücke, Kirschen, Ananas,
Apfel, Birne, Physalis
20-30g dunkle Schokolade
1 EL Kokosflocken
Zahnstocher
eine Orange zum Aufstecken der
Spieße

Zubereitung

➤ Frische Früchte waschen, abtupfen.

➤ Schokolade im nicht zu heißen Wasserbad zerlassen.

➤ Jede Frucht einzeln auf einen Zahnstocher stecken und in die warme, flüssige Schokolade tauchen, mit Kokosflocken bestreuen.

➤ Die Fruchtspieße einzeln zum Trocknen in eine Orange stecken (Boden der Orange gerade abschneiden), dann bilden sich keine „Füße", wenn die Schokolade fest wird.

➤ Früchte ganz trocknen lassen und bis zum Verzehr kühl stellen.

Info

Eine leckere Nascherei ohne Reue: Die Bitterschokolade hat einen niederen GLYX, die Früchte stecken voller Vitalstoffe und die Kokosnuss gilt als basisches Lebensmittel.

Variationen

Statt Kokosflocken sind auch gehackte Mandeln oder Pistazien geeignet.

Pro Stück: ca. 30 kcal, 1g E, 2g F, 2g KH, GL:1

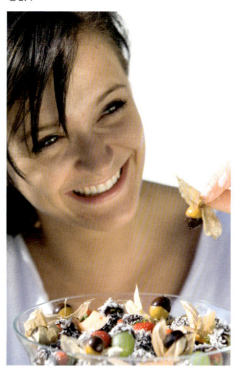

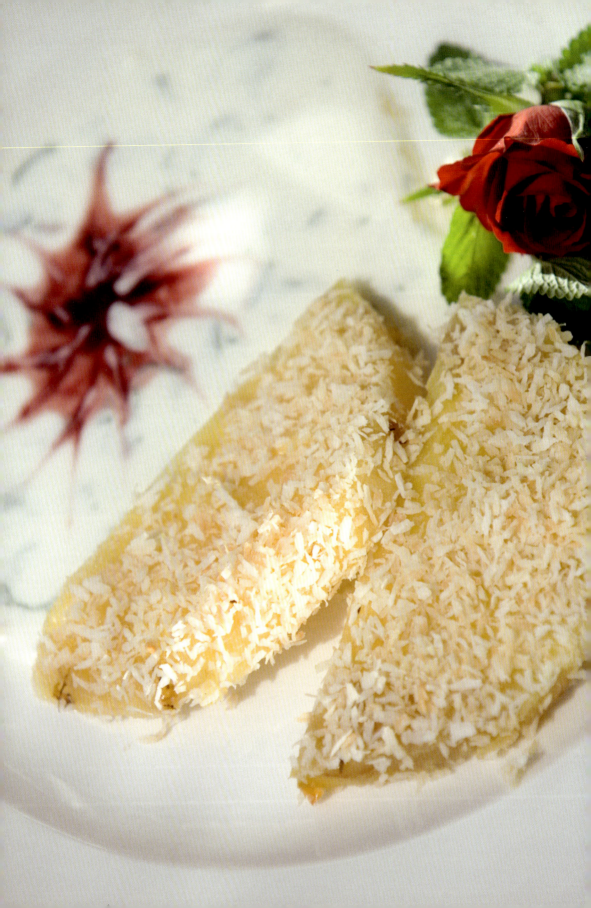

Kokos-Ananas-Ringe auf Ingwerjoghurt

Zutaten (4 Portionen)

1 kleinere Ananas (ca. 500g)
50g Kokosraspeln
250ml Bio-Joghurt
Saft einer halben Orange
2 EL Agavendicksaft
1 Stück (2-3cm) frischer Ingwer
oder 1 TL gemahlen
2 EL rote Fruchtsoße (Glas)
Minze zur Dekoration

Zubereitung

 Kokosflocken ohne Fett goldgelb rösten, abkühlen lassen.

Ananas waschen, in 8 gleichmäßige Scheiben schneiden und jede rundum sorgfältig schälen. Den holzigen Strunk in der Mitte mit einem kleinen, spitzen Messer entfernen.

Orange auspressen, die Ananasscheiben mit Saft bepinseln, in Kokosraspeln wenden und fest andrücken. Kühl stellen.

Für den Joghurt-Spiegel Ingwer schälen, reiben und mit dem Joghurt und dem Agavendicksaft verrühren.

 Auf einem schönen großen Teller den Joghurt als Spiegel angießen, darauf mit Fruchtsoße und einem Zahnstocher ein Muster erzeugen.

Zwei Ananasringe seitlich anlegen, mit Minze dekorieren. Restliche Ananas auf weiteren Tellern ebenso anrichten.

Info

Die enzymreiche Ananas und der bioaktive Ingwer, ergänzen sich gut mit der basischen Kokosnuss.

Eine erfrischende, schlanke Leckerei, optisch beeindruckend und leicht herzustellen.

Variationen

 Statt Ingwer passt auch Minze oder/und Orangenschale gut in den Joghurt.

Pro Portion enthält: ca. 223 kcal, 3g E, 10g F, 28g KH, GL: 10

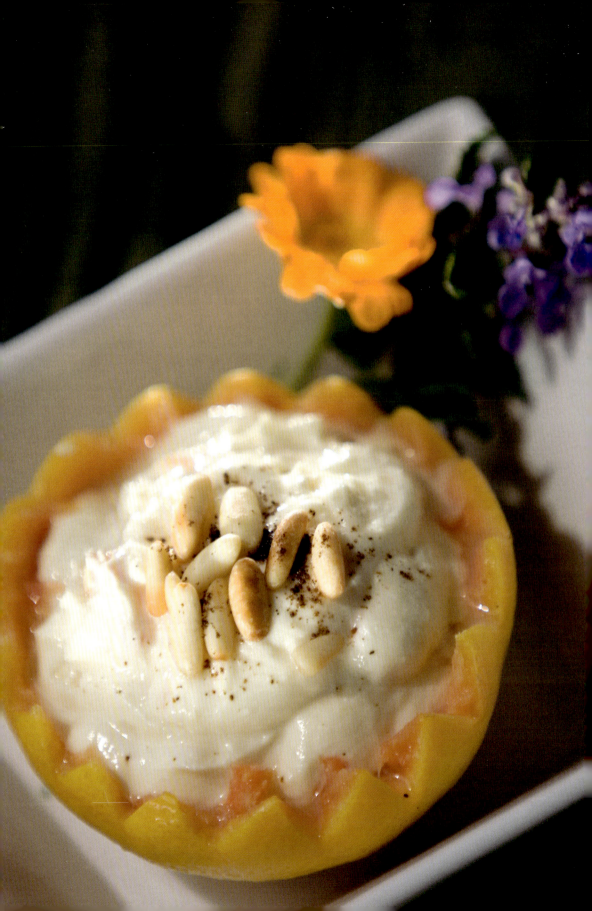

Pink-Grapefruit gefüllt mit Vanillequark

Zutaten (2 Portionen)

1 große Pink-Grapefruit
150g Magerquark
1 EL Agavendicksaft
¼ TL Vanillepulver
oder ½ Vanilleschote
1 Stück (2-3cm) frischen Ingwer
oder 1 TL gemahlen
100g gemischte Früchte für zwei
Fruchtspieße, je nach Saison
(z.B. Ananas, Pfirsich, Melone)
1 EL geröstete Pinienkerne

Zubereitung

 Grapefruit waschen, quer durchschneiden und auspressen. Ungefähr ein Drittel vom Saft wird zum Anrühren des Quarks verwendet.

 Mit dem Schneebesen Magerquark, Agavendicksaft und Grapefruitsaft schaumig rühren. Vanille und Ingwer zugeben, abschmecken.

 Grapefruit am Boden etwas flach schneiden damit sie gerade steht, mit der Quarkmasse füllen (evtl. mit dem Spritzbeutel dekorativ einfüllen).

 Grapefruit auf einen schönen großen Teller stellen, mit einem Fruchtspieß anrichten und mit Pinienkernen dekorieren.

Info

Die rote Grapefruit enthält reichlich Vitamin C und Antioxidantien. Sie baut Fett ab und wirkt sich positiv auf den Cholesterinstoffwechsel aus.

Zusammen mit dem eiweißreichen Quark eine erfrischende und genussvolle Leckerei.

Schönes, leichtes Gästedessert als Abschluß eines Menüs.

Variationen

Statt Grapefruit eignet sich auch eine große Orange.

Ingwer kann durch Minze oder Kokosflocken ersetzt werden.

Statt Pinienkerne können andere Nüsse oder geschälte Hanfsamen verwendet werden.

Eine Portion enthält: ca. 187 kcal, 12g E, 0,3 g F, 31g KH, GL: 9

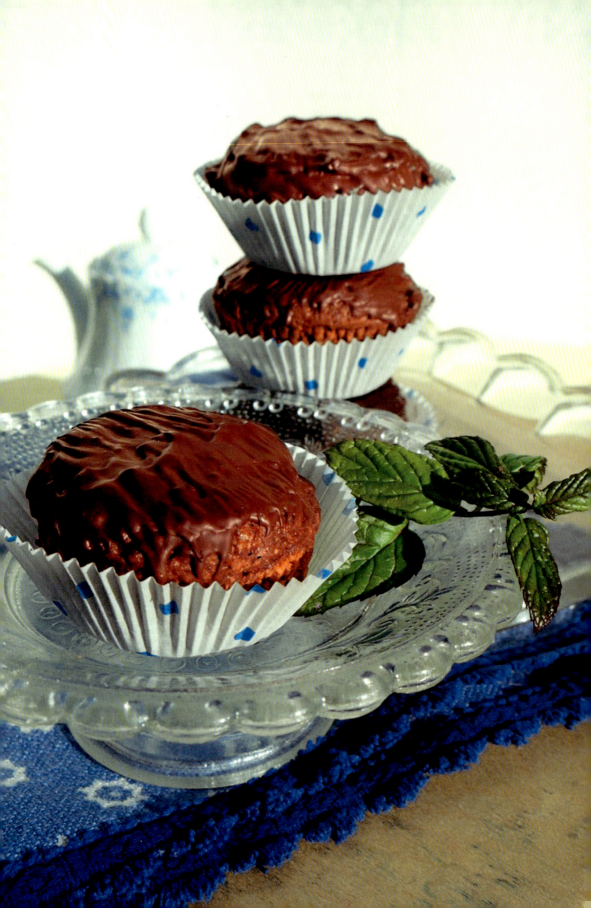

Schoko-Muffins

4 Eier
80g Butter
80g Erythrit (Xucker light)
150g dunkle Schokolade
120g blanchierte, fein gemahlene Mandeln
1 TL Backpulver, 1 TL Zimt, Prise Salz und 1 EL Rum
Überzug: 3-4 EL Xylit-Schokodrops, oder eine halbe Tafel dunkle Schokolade, mit 1 TL Kokosfett mischen

Zubereitung

➤ Eier trennen und das Eiweiß mit Salz sehr steif schlagen, aus der Schüssel nehmen und kalt stellen.

➤ Die Butter sehr weich werden lassen mit dem Erythrit (unbedingt fein mahlen, löst sich sonst nicht) sehr schaumig rühren.

➤ Ein Wasserbad vorbereiten, die Schokolade darin schmelzen lassen, unter die Buttermasse laufen lassen und verrühren, Eigelbe und Rum ebenfalls unterrühren.

➤ Mandeln mit Zimt und Backpulver mischen, mit dem geschlagenen Eiweiß abwechselnd unter die Schokoladenmasse mehr heben als rühren.

➤ Vorher den Ofen auf 170 °C Umluft vorheizen, eine Muffinform mit Papierförmchen auslegen, den Teig darin verteilen und 20-25 Minuten backen, auskühlen lassen, das Papier abnehmen.

➤ In der Zwischenzeit die Schokodrops/Schokolade mit dem Kokosfett mischen und alles bei sehr geringer Hitze (32 °C) schmelzen lassen, mit einem Pinsel die Muffins damit überziehen.

Info

Für alle „Schokoholics", ganz ohne Getreide und Zucker, ideal für alle Low Carb Kostformen. Sie sind auch bei Getreide-Unverträglichkeiten und Diabetes ein leckerer Genuss! Wenn das Gewicht nicht zu sehr im Vordergrund steht, kann man noch einen Klacks Schlagsahne und Beeren dazu genießen.

Variationen

Statt Glasur kann man die Muffins auch mit Xylit-Puderzucker überstäuben.
Werte pro Stück: 238 kcal, 5,4g E, 21g F, 6,3g KH

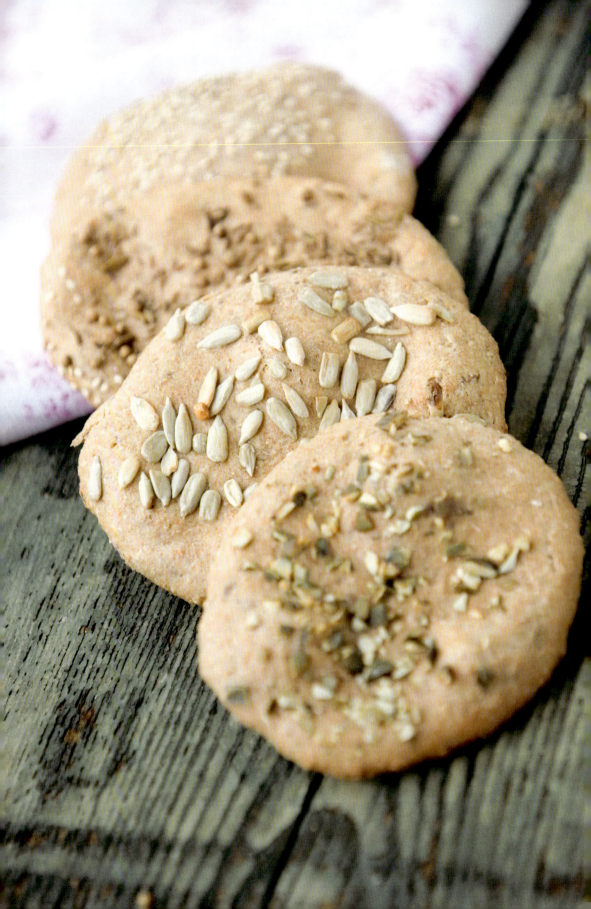

Dinkel-Foccacia

Zutaten (10 Stück)

500g Dinkelkörner oder Vollkorn-
dinkelmehl
1 Frischhefewürfel oder 1 Päckchen Trockenhefe
1 TL Honig (für die Hefe)
1 EL Meer- oder Ursalz
300-350ml warmes Wasser
2 EL Olivenöl
etwas italienische Gewürz-
mischung zum Bestreuen
evtl. Knoblauch nach Geschmack

Zubereitung

➤ Getreide fein mahlen, oder das Dinkelmehl in eine Rühr-schüssel geben und in die Mitte eine Mulde drücken. Hefe mit etwas warmen Wasser und Honig anrühren, in die Mulde gießen, mit wenig Mehl bestäuben und ca. 10 Minuten gehen lassen (Trocken-hefe mit dem Mehl mischen und gleich weiterverarbeiten).

➤ Handwarmes Wasser und Öl mit den Knethaken der Küchen-maschine unter das Mehl arbeiten, Salz zugeben, alles zu einem glat-ten Teig verkneten.

➤ Backofen auf 250 °C vorhei-zen, Teig mit Folie und Tuch abge-deckt an einem warmen Ort ca. 30

min. gehen lassen, noch einmal durchkneten, eine Rolle formen und diese mit einer Teigkarte in 10 gleich große Stücke teilen.

➤ Diese erst zu Kugeln formen und dann mit dem Nudelholz zu Fladen ausrollen. Die Oberfläche drei- bis viermal einritzen, damit der Dampf entweichen kann und mit etwas Wasser bestreichen. Mit den Gewürzen bestreuen, gut passt auch Knoblauch dazu.

➤ Noch einmal abgedeckt sicht-bar aufgehen lassen, im heißen Backofen ca. 10-15 min. backen.

Info

Die Fladen sind schnell und ein-fach herzustellen, lassen sich gut einfrieren und schmecken wunder-bar. Können statt den Gewürzen auch mit Saaten aller Art bestreut werden.

Der Teig kann z.B. schon am Abend vorbereitet werden, dann mit Folie und Tuch gut abdecken und ab in den Kühlschrank. Eine Stunde vor dem Backen in die Wärme stellen, durchkneten und weiterverarbeiten wie im Rezept beschrieben

Ein Stück enthält ca.: 187 kcal, 7g E,
3g F, 33g KH, GL: 14

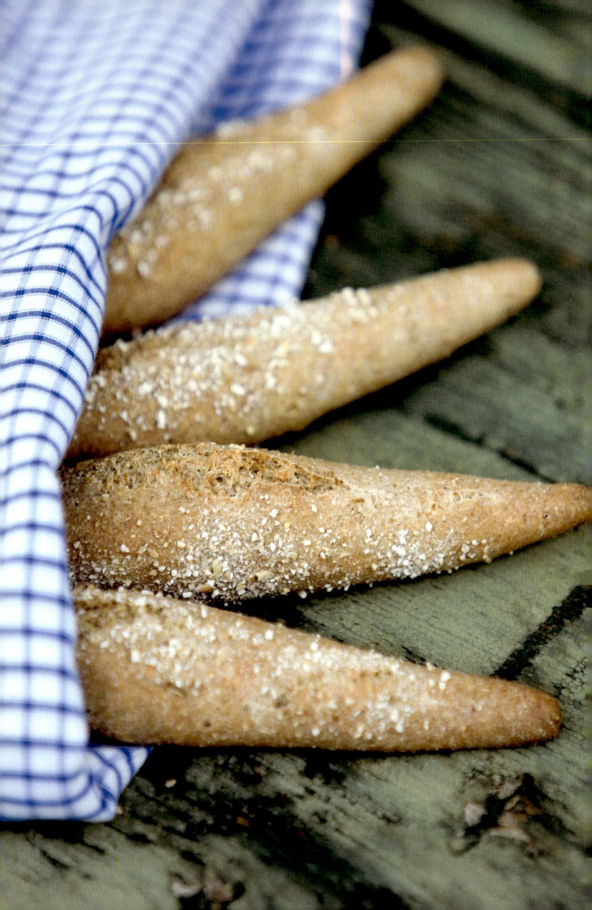

Körndlspitz

Zutaten (16 Stück)

350g Dinkelmehl 1050
300g Sechskorngetreide, oder
Dinkel fein geschrotet
50g Leinsamen
1 Würfel Hefe
1 TL Honig
150ml Buttermilch
250ml lauwarmes Wasser,
Meersalz
2 EL Rapsöl

Zubereitung

➤ Dinkelmehl, Getreideschrot und Leinsamen mischen (1-2 EL Schrot zum Bestreuen abnehmen). Hefe mit etwas lauwarmen Wasser und 1 TL Honig anrühren, mit Mehl bestäuben und angehen lassen.

➤ Warmes Wasser und Buttermilch mischen, die angegangene Hefe mit der Flüssigkeit zum Getreide geben und zusammen mit Leinsamen, Salz und Rapsöl zu einem elastischen Teig verarbeiten (Knethaken oder Küchenmaschine).

➤ Den Teig abgedeckt an einem warmen, zugfreien Ort zu doppelter Höhe aufgehen lassen (ca. 1 Stunde).

➤ Den Backofen auf 200 °C vorheizen, ein Backblech entweder fetten, oder mit Backpapier auslegen.

➤ Teig durchkneten, zu einer Rolle formen, 16 Stücke abschneiden, diese länglich formen, zu den Enden spitz auslaufen lassen.

➤ Mit Wasser bestreichen, mit der übrigen Schrotmischung bestreuen, noch einmal ca. 20 Minuten gehen lassen.

➤ Die Teigstücke aufs Blech legen und 20-25 Minuten backen.

Info

Ein rustikales Gebäck aus vollem Schrot und Korn mit hohem Ballaststoffgehalt. Dies verhindert die schnelle Aufnahme der Kohlenhydrate ins Blut und ist somit ideal geeignet für die Vitalstoff-Ernährung.

Dazu schmeckt Schaf-, Ziegenkäse, Kräuterquark, fettarmer Frischkäse, Tomate, Radieschen etc.

Gut geeignet zum Mitnehmen für Arbeit und Sport.

Pro Stück (75g): ca. 160 kcal, 7g E, 3g F, 26g KH, GL: 12

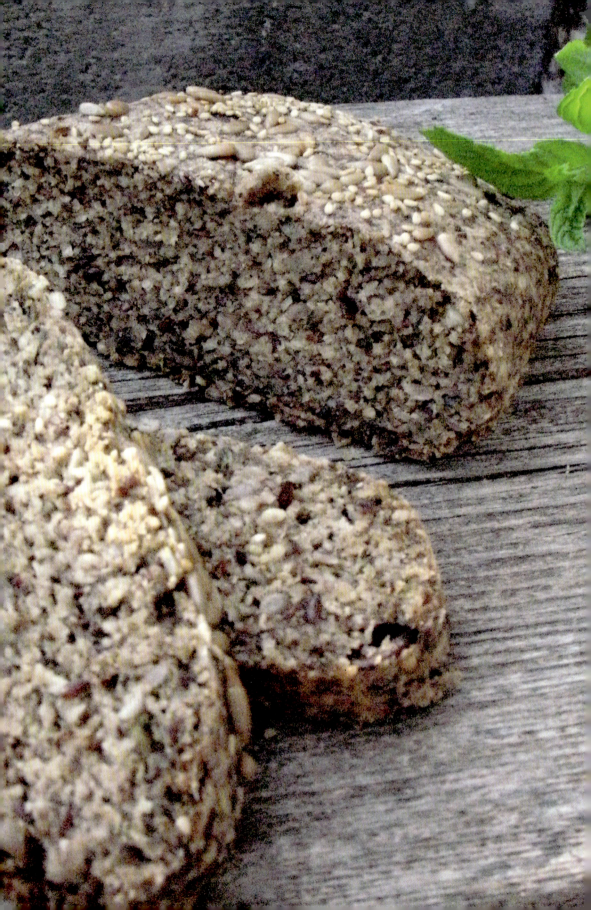

Veganes körniges Eiweißbrot

Zutaten (für ca. 20 Scheiben)

100g Sonnenblumenkerne
150g Haferkleie
 50g Leinsamen
 50g Kürbiskerne
 50g Walnüsse
 20g gemahlene Flohsamen-
      schalen
 20g Chia-Samen
 50g geschälte Hanfsamen
1 TL Steinsalz
1 TL Xylit oder Kokosblütenzucker
1 EL Weinsteinbackpulver
1 TL gem. Koriander
 70g Kokosfett nativ
und 350ml Wasser

Zubereitung

 Nüsse, Kürbiskerne, Leinsamen, Sonnenblumenkerne im Mixer kurz mahlen (wer's kernig mag, nur hacken) restliche trockene Zutaten untermischen.

➤ Kokosfett leicht erwärmen, mit dem Wasser zur Trockenmischung geben und alles gründlich zu einem Teig verrühren.

➤ Die Teigmasse auf ein mit Backtrennpapier ausgelegtes Blech legen, mit nassen Händen zwei kleine oder einen großen Laib for-

men, mit beliebigen Körnern bestreuen, noch ca. 20 min. quellen lassen.

 In der Zwischenzeit den Backofen auf 170 °C Umluft, oder 190 °C Ober- und Unterhitze einstellen.

➤ Im vorgeheizten Ofen auf mittlerer Schiene 50 min. backen, das Brot umdrehen und in weiteren 15 min. fertig backen.

Info

Ein ideales kohlenhydratarmes und eiweißreiches „Superfood-Brot". Ohne Getreide, ohne Soja, ohne Milch und Ei!
Schnell und unkompliziert herzustellen.

Variation

Nüsse und Saaten können beliebig untereinander ausgetauscht werden, dadurch verändern sich allerdings die berechneten Werte.

Pro Scheibe á 50g: ca. 136 kcal, 5g E, 11,8g F, 4,5 KH, GL: 2

Mango-Curry-Dip

Zutaten (2 Portionen)

200g Naturjoghurt
½ reife Mango
etwas frische Ingwerwurzel oder
Ingwer gemahlen
1 EL Sesamöl
je 1 TL Currypulver, Kurkuma
etwas Koriander frisch oder Petersilie
1 TL Zitronensaft
1 EL Agavendicksaft
Salz, Pfeffer frisch gemahlen

Zubereitung

➤ Mango schälen, in Spalten
vom Stein schneiden und klein
würfeln, Ingwer fein reiben.
➤ Öl in einer Pfanne erhitzen,
Curry und Kurkuma kurz anschwit-
zen und abkühlen lassen
➤ Joghurt glatt rühren, Mango,
Ingwer, Koriander, Zitronensaft und
Agavendicksaft dazugeben.
➤ Curry und Kurkuma unter den
Joghurt rühren, salzen und pfef-
fern.

Info

Passt zu Garnelen, Fisch oder Tofu.

Pro Portion: ca. 160 kcal, 4g E, 8g F,
17g KH, GL: 1

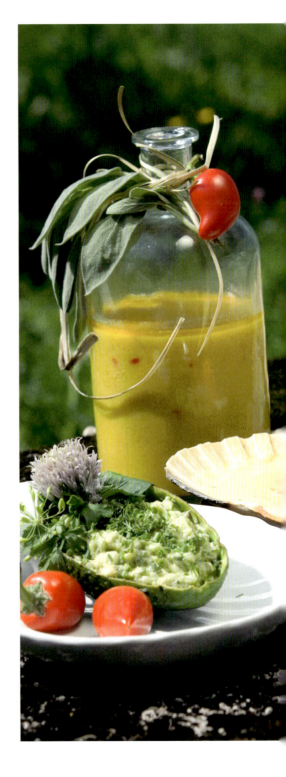

Avocado-Dip-„Tatar"

Zutaten (2 Portionen)

1 reife Avocado
1 EL Kapern
1 kleine Essiggurke
½ Zwiebel
1 TL Zitronensaft
1 TL Senf
1 TL Apfeldicksaft
Salz, Pfeffer frisch gemahlen
Knoblauch
Kresse, Schnittlauch, Petersilie, Dill

Zubereitung

▶ Kapern, Essiggurke und Zwiebel fein würfeln, Zitrone auspressen.

▶ Avocado waschen, der Länge nach bis zum Kern ringsum einschneiden, die Hälften gegeneinander drehen, bis sie sich lösen, Kern herausnehmen, Fruchtfleisch mit einem Löffel aus den Schalen heben (Schale aufheben zum Füllen).

▶ Sofort Zitronensaft und Senf dazugeben, damit sich die Avocado nicht verfärbt, alles mit einer Gabel zerdrücken.

▶ Kräuter waschen und klein schneiden, Kresse vom Beet schneiden, evtl. TK-Kräuter verwenden.

 Alle Zutaten zu dem Avocadomus geben und gut vermischen, mit Salz und Pfeffer kräftig abschmecken.

▶ In die Avocadoschalen füllen und auf einem Salatblatt anrichten, mit Kräutern dekorieren.

Info

Ein wahrhaft gesunder und wertvoller Dip mit einem hohen Gehalt an gesunder Ölsäure und Carotin (Provitamin A).
Basisch und voller Vitalstoffe!

Variationen

Mit Pellkartoffeln und Salat wird der Dip zu einer vollständigen Mahlzeit.

Innerhalb der Intensivstufe passt dieser Dip gut zu Fisch oder gekochten Eiern.

Pro Portion: ca. 138 kcal, 2g E, 13g F, 3g KH, GL: 4

Salsa verde

Zwiebel-Kapern-Dip

Zutaten (4 Portionen)

Je ein Bund Minze, Petersilie und Basilikum
1 EL mittelscharfer Senf
3 Anchovisfilets
1 EL Kapern
4 EL Olivenöl
1 EL Agavendicksaft
1 EL Zitronensaft
Salz, Pfeffer
1-2 Knoblauchzehen

Zubereitung

➤ Kräuter und Kapern grob hacken. Anchovisfilets in kleine Würfel schneiden, Zitrone auspressen, Knoblauch zerdrücken.
➤ Alle Zutaten mit dem Öl und den Gewürzen gut vermischen, herzhaft abschmecken.

Info

Eine mediterrane Soße, reich an gesunden Fettsäuren; paßt gut zu Fisch, gekochten Eiern, Lamm, Tafelspitz, Tomaten mit Schafskäse.

Kann ohne Anchovis zubereitet werden.

Pro Portion: ca. 109 kcal, 2g E, 10g F, 3g KH, GL: 1

Zutaten (2 Portionen)

200g Naturjoghurt (abgetropft)
1 kleine rote Zwiebel
1 EL Kapern
1 TL Apfeldicksaft
etwas Schnittlauch
etwas Zitronensaft
Salz, Pfeffer frisch gemahlen

Zubereitung

➤ Joghurt mit Zitronensaft glatt rühren.
➤ Kapern hacken, Zwiebel in feine Würfel, Schnittlauch in Röllchen schneiden.
➤ Alle vorbereiteten Zutaten unter den Joghurt rühren und würzen.

Pro Portion: ca. 107 kcal, 5g E, 6g F, 8g KH, GL: 0

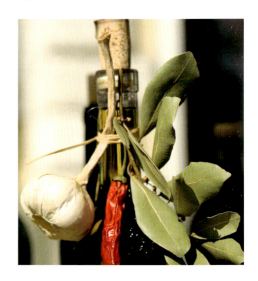

Auberginen-Dip

Zutaten (2 Portionen)

1 Aubergine
100g Naturjoghurt (abgetropft)
1 Tomate
etwas frisches Basilikum
Knoblauch, 1 Zwiebel
1 EL Sesam geröstet
Kräutersalz, Pfeffer, 1 EL Olivenöl

Zubereitung

➤ Ofen auf 200 °C vorheizen, Aubergine waschen, mit einer Gabel mehrmals einstechen, ca. 30 Minuten backen.

➤ Tomate entkernen, Zwiebel schälen, beides fein würfeln. Knoblauch auspressen, Basilikum hacken.

➤ Olivenöl erhitzen, Zwiebel und Knoblauch andünsten.

➤ Die gegarte Aubergine halbieren, Fruchtfleisch aus der Schale lösen, fein hacken. Zu den Zwiebeln in die Pfanne geben, mit den Gewürzen abschmecken und kurz schmoren lassen.

➤ Abgekühlt mit Tomatenwürfeln und Basilikum unter den Joghurt rühren, abschmecken. Mit Sesam bestreut servieren.

Pro Portion: ca. 156 kcal, 6g E, 10g F, 11g KH, GL: 2

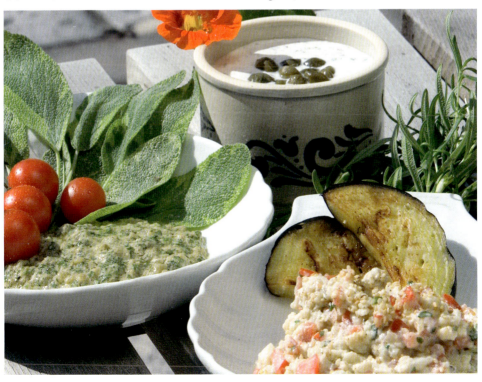

Radieschen-Kresse-Dip

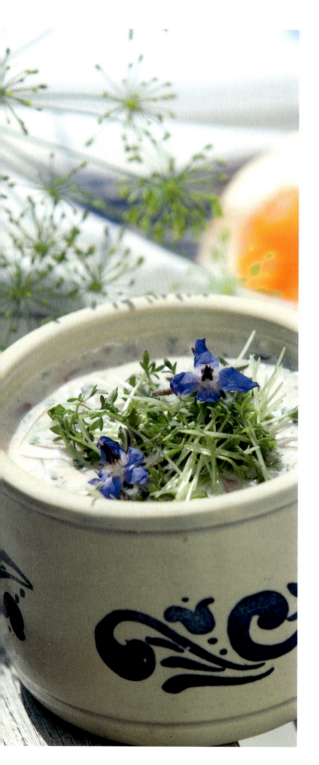

Zutaten (2 Portionen)

100g Naturjoghurt (abgetropft)
1 Ei (hartgekocht)
¼ Bund Radieschen
1 TL Apfeldicksaft
etwas Zitronensaft
Kresse
Salz, Pfeffer frisch gemahlen

Zubereitung

➤ Joghurt mit Zitronen- und Apfeldicksaft glatt rühren.

➤ Ei hacken, Radieschen putzen, waschen, in feine Würfel schneiden (etwas für die Dekoration zurückbehalten).

➤ Kresse vom Beet schneiden, alle Zutaten mit dem Joghurt vermischen und abschmecken.

Info

Knackig frisch, passt dieser Dip zu vielen Gerichten, z.B. gekochten Eiern, Matjesfilets, Räucherfisch, Pellkartoffeln.

Pro Portion: ca. 99 kcal, 6g E, 6g F, 6g KH, GL: 0

Apfel-Meerrettich-Dip

Zutaten (2 Portionen)

100g Naturjoghurt (abgetropft)
1 kleiner Apfel
2 TL Meerrettich (Glas)
1 TL Zitronensaft
1 TL Apfeldicksaft
Dill frisch
Salz, Pfeffer frisch gemahlen

Zubereitung

➤ Joghurt glatt rühren, Dill fein hacken und Zitrone auspressen.

➤ Apfel schälen und fein würfeln, mit Zitronensaft vermischen, mit Meerrettich, Apfeldicksaft und Dill unter den Joghurt rühren, salzen und pfeffern.

Info

Dieser Dip passt gut zu:
Räucherfisch, Pellkartoffeln, rohem Schinken, Avocadospalten und gekochten Eiern.

Pro Portion: ca. 133 kcal, 5g E, 6g F, 13g KH, GL: 1

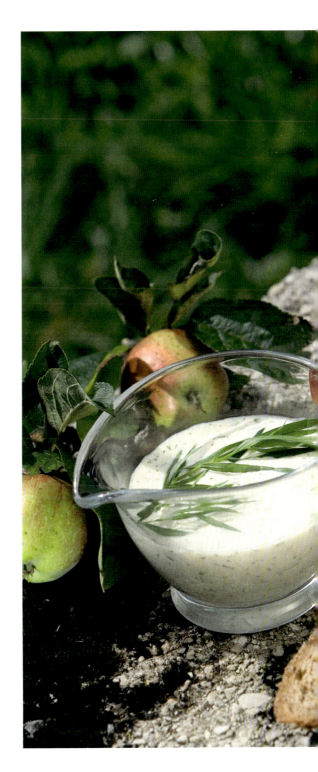

Chili-Salsa

Zutaten (2 Portionen)

100ml süßsaure rote Soße (Bio)
1 EL Limettensaft
¼ rote Gemüsepaprika
1 Stück Salatgurke
½ kleine rote Zwiebel
Tabasco oder Chili (nach gewünschter Schärfe)
½ Bund Basilikum

Zubereitung

➤ Paprika und Gurke schälen, klein würfeln, Basilikum und Zwiebel klein hacken.

➤ Alle Zutaten miteinander verrühren.

➤ Kräftig abschmecken (Schärfe nach Geschmack wählen).

Info

Eine peppige Salsa, die schnell zubereitet werden kann.

Passt zu gebratenem Tofu, zu Fisch, Garnelen, Lammfleisch, Hackbällchen und zu Gemüsegerichten.

Variationen

Eine asiatische Note erhält die Soße durch frischen Ingwer, Knoblauch und Korianderkraut.

Pro Portion: ca. 112 kcal, 1g E, 1g F, 26g KH, GL: 2

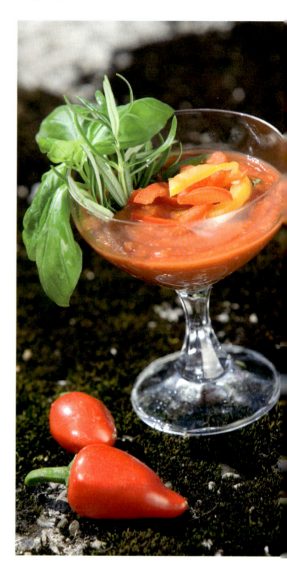

Kichererbsen-Aufstrich

Zutaten (2 Portionen)

100g Kichererbsen roh oder
200g Kichererbsen gegart (Glas)
Zitronenschale, 1 EL Zitronensaft,
frische Petersilie, 1 Zwiebel
Kurkuma, Kumin, Pfeffer, Salz,
Knoblauch nach Geschmack
1 TL Tahin (Sesam-Mus)
1 EL Oliven- oder Sesamöl
1 TL Sesam geröstet

Zubereitung

➤ Rohe Kichererbsen in reichlich
Wasser über Nacht einweichen,
am nächsten Tag in frischem
Wasser ca. 1 Stunde kochen, oder
Kichererbsen (Glas) abtropfen las-
sen, etwas Flüßigkeit beiseite stel-
len.
➤ Zwiebel fein würfeln, den
Knoblauch schälen und durch die
Presse drücken, in dem Öl glasig
dünsten.
➤ Gekochte Kichererbsen abgie-
ßen, dabei etwas von der Koch-
brühe auffangen, fein pürieren,
dabei Brühe nach Bedarf zufügen.
➤ In eine Schüssel geben und mit
dem Zwiebel-Knoblauchgemisch,
Zitrone, Tahin und der Petersilie
vermengen. Mit Salz, Pfeffer und
Gewürzen abschmecken. Mit ge-
röstetem Sesam bestreuen und mit
Kräutern dekorieren.

Info

Der Aufstrich passt gut zu Fladen-
brötchen und Knäckebrot, lässt
sich gut vorbereiten und auch ins
Büro mitnehmen.
Kichererbsen enthalten reichlich
pflanzliches Eiweiß und besitzen
durch den hohen Ballaststoffgehalt
einen hohen Sättigungswert.

Pro Portion: ca. 263 kcal, 11g E, 13g F,
25g KH, GL: 9

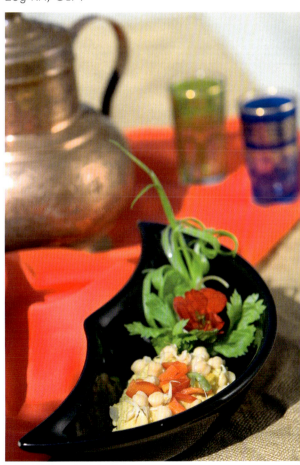

Knoblauch-Tomaten-Dip

Zutaten (2 Portionen)

150g Joghurt (abgetropft)
1 TL Ketchup
Tabasco oder Chili
1 Tomate, Knoblauch nach Geschmack
1 TL Agavendicksaft
1 EL Olivenöl
Salz, Basilikum

Zubereitung

 Tomate kurz in heißes Wasser tauchen, abschrecken, die Haut abziehen, entkernen und das Fruchtfleisch in kleine Würfel schneiden. Knoblauch schälen, durch die Presse drücken, Basilikum fein schneiden.

 Den Joghurt mit allen Zutaten verrühren und würzig abschmecken.

Info

Passt zu Grillfleisch, Lammfleisch, Tofu, Fisch, Antipasti, mediterranem Gemüse.

Pro Portion: ca. 93 kcal, 3g E, 6g F, 7g KH, GL: 2

Senf-Joghurt-Dip

Zutaten (2 Portionen)

150g Joghurt (abgetropft)
1 TL mittelscharfer Senf
1 TL körniger Senf
1 TL Apfeldicksaft
1 EL Rapsöl
Msp. Kurkuma
Salz, Pfeffer aus der Mühle
Kresse oder Schnittlauch

Zubereitung

 Joghurt mit allen Zutaten außer den Kräutern verrühren, abschmecken, evtl. mehr Senf zufügen. Mit der Schere Kresse vom Beet oder Schnittlauch in Röllchen schneiden. Den Joghurt damit anrichten.

Info

Passt zu Gemüse aller Art, gekochten Eiern, Fisch und pochiertem Fleisch.

Pro Portion: ca. 93 kcal, 3g E, 7g F, 9g KH, GL: 2

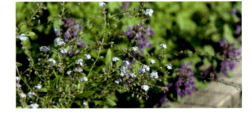

Apfel-Curry-Dip

Zutaten (2 Portionen)

100g Joghurt (abgetropft)
½ Apfel, ½ Zwiebel
1 TL Zitronensaft
1 TL Apfeldicksaft
½ TL Curry, ½ TL Kurkuma
1 EL Sesam- oder Rapsöl
Salz, Schnittlauch

Zubereitung

➤ Zitrone auspressen, Apfel und Zwiebel schälen, in kleine Würfel schneiden, Schnittlauch schneiden. Erst die Zwiebel in dem Öl andünsten, dann die Apfelwürfel zugeben, alles zusammen weich dünsten.
➤ Curry und Kurkuma zugeben und noch kurz mitschmoren lassen. Abgekühlt unter den Joghurt mischen und mit Salz, Apfeldicksaft und Zitrone abschmecken. Mit Schnittlauch oder Zwiebelringen dekorieren.

Info

Passt zu gekochten Eiern, Tofu, Fisch, hellem Fleisch und gedämpftem Gemüse.

Pro Portion: ca. 98 kcal, 3g E,7g F, 7g KH, GL: 3

Kräuter-Joghurt-Dip

Zutaten (2 Portionen)

150g Joghurt (abgetropft)
frische Kräuter z.B. Schnittlauch, Dill, Petersilie, Kresse
1 EL Leinöl
1 TL Senf
Knoblauch nach Geschmack
Kräutersalz, Pfeffer aus der Mühle
etwas Zitronensaft und -schale
etwas Agavendicksaft

Zubereitung

➤ Alle Zutaten verrühren, nach Geschmack würzen.

Info

Passt zu Tofu gebraten, Fisch und Fleisch, oder zum Dippen für rohes Gemüse.

Pro Portion: ca. 68 kcal, 6g E, 11g F, 4g KH, GL: 4

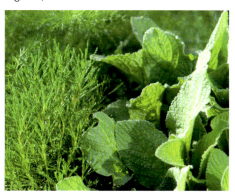

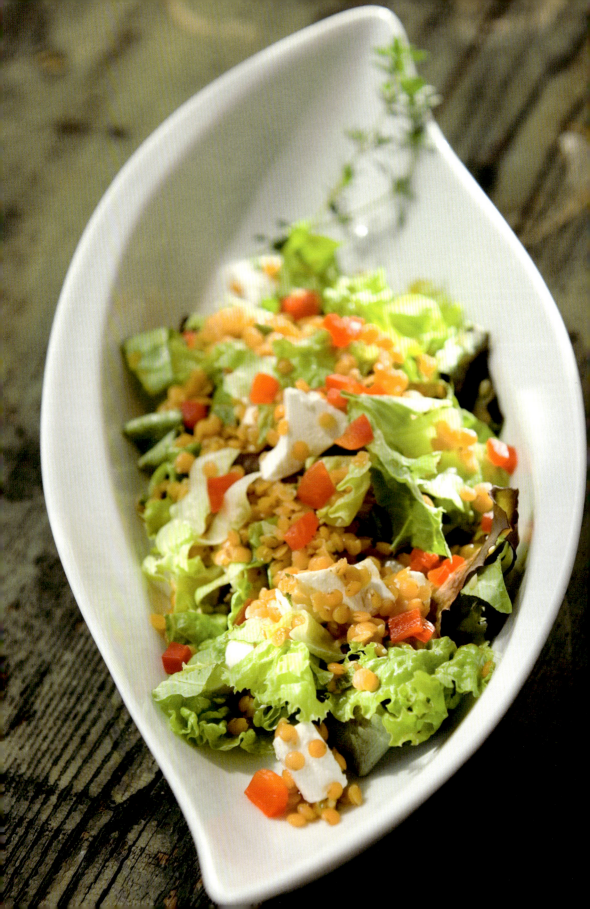

Linsensalat mit Ziegenkäse auf Blattsalat

Zutaten (2 Portionen)

100g rote Linsen
200ml Gemüsebrühe ungesalzen,
oder Wasser mit Lorbeerblatt
1 Knoblauchzehe
2-3cm frischen Ingwer, ersatzweise ½ TL gemahlen
je ½ Bund Minze und Koriander,
oder Basilikum
2 EL Olivenöl
1 TL Agavendicksaft
4 EL Limonen- oder Zitronensaft
Salz, bunter Pfeffer aus der Mühle
100g Salat oder Ruccola bunt
gemischt
2 Ziegenfrischkäse (je ca. 50g)
eine Tomate

Zubereitung

 Knoblauch und Ingwer schälen, beides fein würfeln, Kräuter
grob hacken. Salat/Ruccola waschen und Tomate klein würfeln.

 Gemüsebrühe/Wasser aufkochen lassen, Linsen zugeben und je
nach Sorte ca. 10 Minuten bissfest
garen, evtl. abgießen. Knoblauch,
Ingwer und etwas Salz zugeben
und abkühlen lassen.

 Salatdressing aus Limonen-/
Zitronensaft, Salz, Pfeffer, Olivenöl
und Agavendicksaft herstellen.

 Kräuter unter die Linsen mischen. Blattsalat oder Ruccola mit
dem Dressing mischen. Ziegenkäse
halbieren oder zerbröckeln, mit der
Linsen-Kräuter-Mischung und den
Tomatenwürfeln auf dem Salat
anrichten.

Info

Das Eiweiß der Linsen ergänzt sich
ideal mit dem Milcheiweiß vom
Ziegenkäse.

Linsen kann man in allen Sorten
verwenden, rote Linsen haben eine
kurze Garzeit!

Der Salat lässt sich gut vorbereiten
und in die Arbeit mitnehmen. Dann
das Dressing extra transportieren.

Gut geeignet als Vorspeise, oder
leichtes sommerliches Abendessen

Variationen

Statt Ziegenkäse passen je 50g
(Büffel) Mozzarella, oder 50g gebratene Garnelen.

Als vegane Variante passt gewürfelter und kurz gebratener Räuchertofu.

Pro Portion: ca. 349 kcal, 22g E, 20g F,
22 KH, GL: 6

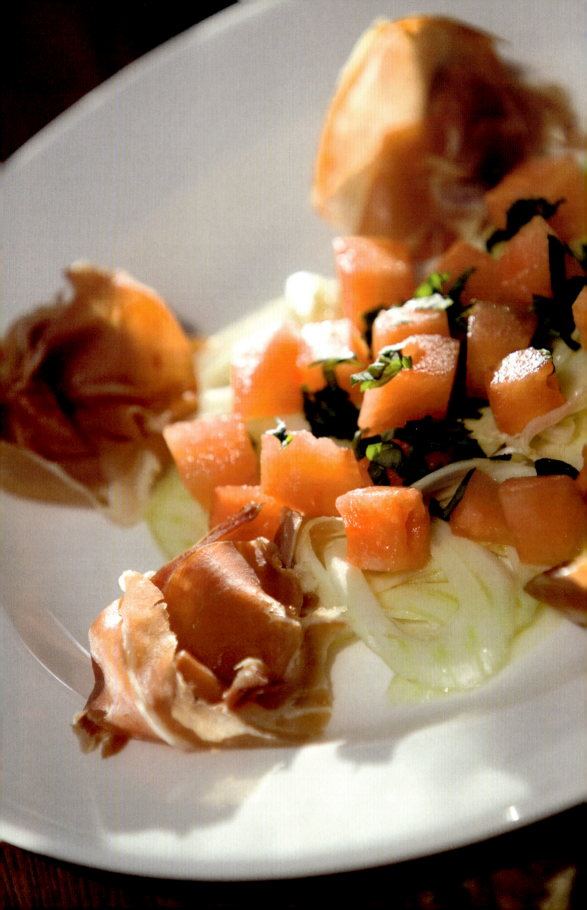

Fenchel-Melonensalat mit Schinken

Zutaten (2 Portionen)

300g Fenchel (ergibt ca.150g
küchenfertige Menge)
200g Wasser- oder Honigmelone
(100g Fruchtfleisch werden für´s
Rezept benötigt)
¼ Bund Basilikum
2 EL Olivenöl
1 EL Apfeldicksaft
1 EL Zitronensaft
Salz und bunter Pfeffer
100g roher Schinken

Zubereitung

 Fenchel waschen, oben und unten abschneiden, halbieren, die äußeren Schalen und den harten Strunk entfernen. Den Fenchel so fein als möglich hobeln, mit Salz und Öl vermischen, etwas durchziehen lassen. Zitrone auspressen, Basilikum fein schneiden.

Melone schälen, entkernen und in kleine Würfel schneiden. Fenchel mit Zitrone, Apfeldicksaft und Basilikum vermischen. Auf einem großen Teller verteilen und mit den Melonenwürfeln belegen.

Den Schinken dekorativ um den Fenchelsalat verteilen und das Ganze mit buntem Pfeffer aus der Mühle bestreuen.

Info

Ein erfrischendes Gericht mit reichlich bioaktiven Substanzen. Gut geeignet als Vorspeise oder leichtes Abendessen.

Lässt sich gut vorbereiten und in die Arbeit mitnehmen. Dazu eine Scheibe Baguette oder eine Scheibe grobes Vollkornbrot.

Variationen

Statt Fenchel passt auch Ruccola oder Zucchini grob geraffelt, dann statt der Marinade 2 EL vom Vitalstoffdressing (Vinaigrette) verwenden.

Statt Schinken kann man Mozzarella, Schafskäse oder Tofu verwenden.

Pro Portion: ca. 174 kcal, 12g E, 7g F, 15g KH, GL: 7

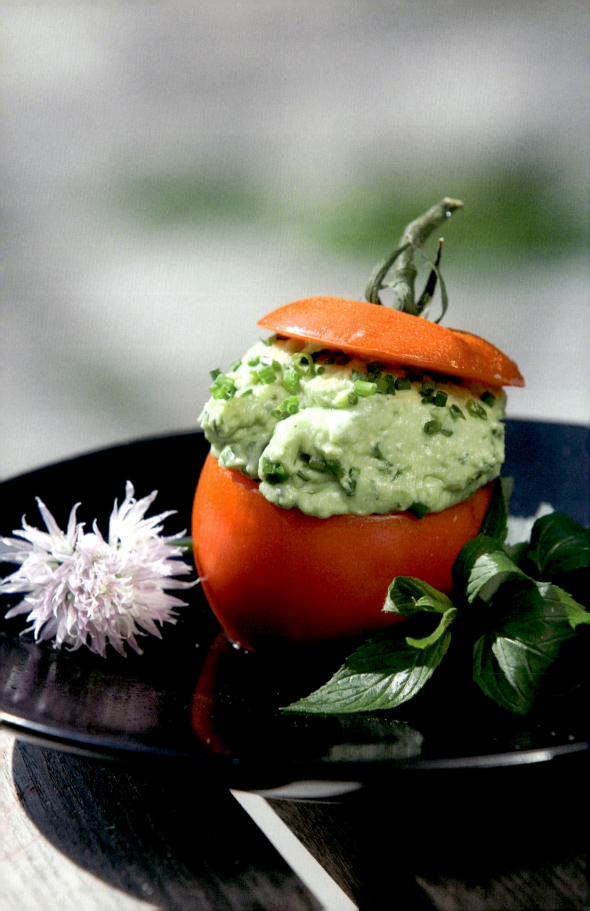

Gefüllte Tomaten mit Avocadomus

Zutaten (2 Portionen)

2 schöne große Tomaten
1 ganze reife Avocado
1 EL Zitronensaft
1 TL Agavendicksaft
2 EL Magerquark
Schnittlauch
Salz, Pfeffer frisch gemahlen
Knoblauch nach Geschmack

Zubereitung

➤ Tomaten waschen, den oberen Teil wie einen Deckel abschneiden, das Innere mit einem Löffel auskratzen, offen umgekehrt auf eine Lage Küchenpapier zum Abtropfen legen.

➤ Avocado halbieren, den Stein entfernen, das Fruchtfleisch mit einem Löffel aus der Schale schaben, in eine Schüssel geben und mit einer Gabel fein zerdrücken, sofort mit Zitronensaft beträufeln.

➤ Quark mit dem Avocadomus, dem Agavendicksaft, den Gewürzen und dem Schnittlauch verrühren, alles würzig abschmecken.

 ➤ Die Masse in die Tomaten füllen, den Deckel schräg aufsetzen, auf einem Teller mit Blattsalat nach Saison und frischen Kräutern anrichten. Dressing nach Belieben dazu reichen.

Info

Die Avocado liefert zwar reichlich Fett, aber dieses bietet wertvolle Fettsäuren, Carotinoide, dazu viele Vitamine und reichlich Lezithin für´s Gehirn.
Eine Scheibe Vollkorntoast oder ein kleines Stück Fladenbrot ist als Ergänzung geeignet.
Lässt sich gut vorbereiten, als elegante Vorspeise ein ideales Gästeessen.
Innerhalb der Intensivstufe ohne Brot – auf einem Salatbett anrichten.

Variationen

Mit frischer Chilischote oder Tabasco, Tomaten gewürfelt, Knoblauch und frischem Koriander, entsteht eine mexikanische Guacamole. Dann den Quark weglassen.

Pro Portion: ca. 153 kcal, 5g E, 12g F, 5g KH, GL: 5

Joghurtsauce der Vitalstoff-Diät

Zutaten (4-6 Portionen)

300g Naturjoghurt
2 EL Zitronensaft
3 EL (Bio) Rapsöl
1 EL Apfeldicksaft
1 EL mittelscharfer Senf
Meer- oder Ursalz
Pfeffer frisch gemahlen
reichlich frische Kräuter
Knoblauch und Zwiebeln nach
Belieben verwenden

Zubereitung

➤ Joghurt mit Senf, Zitronensaft, Apfeldicksaft und dem Öl verrühren.
➤ Kräuter nach Wahl dazugeben, salzen und pfeffern.
➤ Die fertige Soße in ein Schraubglas füllen und in den Kühlschrank stellen. Hält sich eine Woche; vor Gebrauch immer schütteln.

Info

Diese Soße passt zu allen Arten von Blattsalaten.
Zwiebeln und Knoblauch immer erst kurz vor der Verwendung frisch dazugeben, werden sonst bitter.

Variationen

Die Soße lässt sich abwandeln mit verschiedensten Kräutern, Gewürzen und diversen Zutaten, z.B. Kapern, gekochtes Ei, Gurke, Gewürzgurke, alles fein gehackt.

Statt Joghurt kann Kefir oder Dickmilch – an Ölen Sesam- oder Leinöl verwendet werden.

Pro EL: ca. 11 kcal, 0g E, 1g F, 1g KH, GL: 0

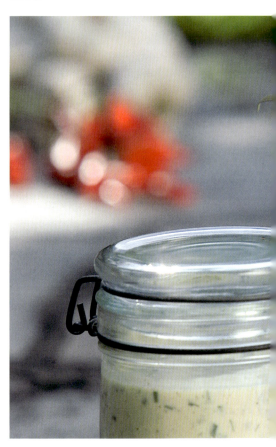

Spezial Vinaigrette der Vitalstoff-Diät

Zutaten (ergibt 500ml Dressing)

150ml Olivenöl (extra Vergine)
150ml (Bio) Raps- oder Hanföl
125ml Wasser oder Gemüsebrühe
30ml Weinessig oder Zitronensaft
2 EL mittelscharfer Senf
1 EL Agavendicksaft
Knoblauch nach Geschmack
Meer- oder Ursalz
Pfeffer oder kleingewürfelte
Chilischote
Basilikum in Streifen geschnitten

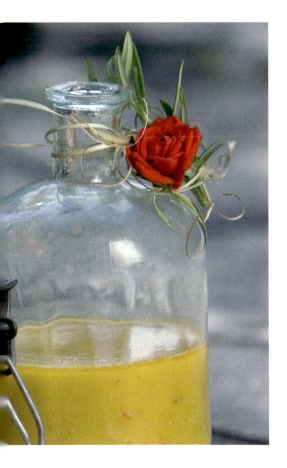

Zubereitung

➤ Essig/Zitronensaft, Salz, Pfeffer, Senf gründlich mit dem Schneebesen oder Mixstab verquirlen, nach und nach alle Öle dazugeben und zu einer cremigen Soße rühren.
➤ Mit Wasser oder Brühe (der Senf dient als Emulgator) und den restlichen beliebigen Zutaten verrühren und würzig abschmecken.
➤ Die fertige Soße in ein Schraubglas füllen, kühl stellen. Hält sich ein bis zwei Wochen, vor Gebrauch immer aufschütteln.

Info

Olivenöl enthält die wertvolle einfache Ölsäure, Rapsöl hat ein ausgewogenes Fettsäurenprofil und Hanf- und Leinöl gehören zu den Ölen, welche Alpha-Linolensäure enthalten, aus denen der Körper Omega-3-Fettsäuren herstellen kann.

Variationen

Die Soße lässt sich mit vielen Kräutern, Gewürzen und wertvollen Ölen, z.B. Hanf- oder Leinöl abwandeln.

Pro EL: 49 kcal, 0g E, 5g F, 0g KH, GL: 0

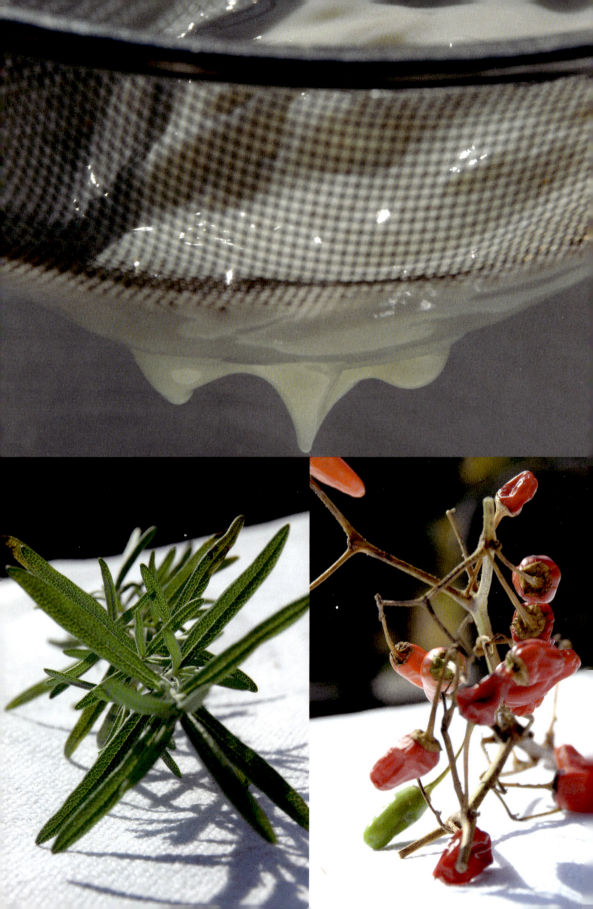

„Schlanke" Soßen innerhalb der Vitalstoff-Ernährung

Zwei schnelle Empfehlungen als Grundlagen zur Soßenherstellung:

1. Warme Soße: Sojacreme oder andere Cremes aus Hafer, Reis, Dinkel oder Kokos – sind eine gute Alternative zu Sahne und Creme fraiche. Dadurch, dass sie nur pflanzliches Eiweiß enthalten, sind sie auch bei Milchallergie und Lactose-Unverträglichkeit bekömmlich. Die Zubereitung ist sehr einfach, man gibt ca. die halbe Menge an Flüssigkeit dazu und schlägt die Soße mit dem Schneebesen oder Mixstab zu einer schaumigen Konsistenz auf (nicht mehr kochen lassen, gerinnt sehr leicht).
Sojacreme & Co. sind die einfachsten warmen und kalten Soßengrundlagen und somit ideal für die schnelle Naturküche!

2. Kalte Soße/Dip: Joghurt (abgetropft)*

Beide Soßengrundlagen können mit folgenden Zutaten immer wieder abgewandelt werden:
Meerrettichsoße: Meerrettich (frisch/Glas) Weißwein, Muskat und Dill.
Senfsoße: Senf mittelscharf/körnig, Kurkuma (erzeugt gelbe Farbe).
Tomatensoße: Tomatenmark, Zwiebel, Knoblauch, Chili und Basilikum.
Kräutersoße: Frische oder TK-Kräuter nach Wahl, Zwiebel angedünstet, Kräutersalz, evtl. Knoblauch.
Chilisoße: Chili frisch oder Chilipaste (Glas), etwas Tomatenmark für die Farbe, Knoblauch nach Geschmack.
Currysoße: Curry, Kurkuma, Zwiebel und Apfel angedünstet.

Allgemein passende Zutaten für alle Soßen:
Ur- oder Meersalz, Pfeffer aus der Mühle, gekörnte Gemüsebrühe, Agaven- oder Apfeldicksaft**, Muskat, Kräutersalz, Tabasco, Zitronen-, Orangensaft und -schale, evtl. Wein.

Sieb mit einem Tuch auslegen, passende Schüssel unterstellen, 500g Joghurt hineingeben, einige Stunden abtropfen lassen. Ergibt ca. 300g festen bis cremigen Joghurt (je nach Abtropfzeit) mit einem Fettgehalt von ca. 7%. Im Vergleich dazu enthält Creme fraiche 30% Fett! Die durch das Abtropfen anfallende Molke kann anderweitig verwendet werden.
**Agaven- oder diverse Fruchtdicksäfte sind reine Naturprodukte und als Alternative zu Zucker in der schlanken Naturküche empfehlenswert. Sie sind in Bioqualität im Reformhaus oder Bioladen erhältlich. Agavendicksaft besteht aus überwiegend reiner Fructose (Fruchtzucker), ist neutral im Geschmack und ideal zum Abrunden aller Speisen, ohne große Blutzuckerwirkung, deshalb in kleinen Mengen auch für Diabetiker geeignet.*

Vorschläge für Abendessen der ...

Kalte Gerichte (für Intensivstufe geeignet)

Angemachter Quark oder Hüttenkäse

100g Magerquark oder Hüttenkäse, verrühren mit Senf, Kräutern (frisch oder Tiefkühlware), Salz, Pfeffer, gewürfelter Tomate, Zwiebeln, Essiggurke.

Wurstsalat aus Geflügelwurst oder Räuchertofu

100g Geflügelwurst oder Räuchertofu in Streifen schneiden, eine kleine Essiggurke und eine halbe (rote) Zwiebel und eine Tomate würfeln. Etwas Sud von den Essiggurken mit 1 TL Rapsöl, Pfeffer, Salz und Paprikapulver verrühren, Zutaten vermischen. Mit Schnittlauch bestreuen.

Räucherfisch auf Salatteller

100g Räucherfisch auf einer Platte anrichten, dazu reicht man 100g Joghurt angerührt mit Meerrettich oder Senf, Meersalz, Pfeffer, frischen Kräutern, etwas Apfeldicksaft, ebenso eignen sich diverse Dips aus dem Kochbuch und Salat nach Wahl.

Bohnensalat mit Thunfisch

150g grüne Bohnen (TK) nach Gebrauchsanweisung garen. Noch warm mit Balsamico, Salz, Olivenöl, Chili, halbierten Cocktailtomaten, gewürfelter Zwiebel und evtl. Knoblauch anmachen und durchziehen lassen.
100g Thunfisch* aus der Dose (in Wasser eingelegt) abtropfen lassen und würfeln. Mit den Bohnen vermischen und Basilikum oder Schnittlauch darüber streuen.

Tomatensalat mit Schafskäse

2 Tomaten in Scheiben schneiden, 50g Schafskäse würfeln. Marinade siehe Bohnensalat. Einen Teller mit den Tomaten auslegen, Schafskäse darüber bröckeln und mit der Marinade beträufeln. Rote Zwiebelringe und Basilikumblätter als Garnitur verwenden.

Tomaten mit Mozzarella und Basilikum

Je 100g Tomaten und Mozzarella in Scheiben fächerartig auf einen Teller legen. Weißweinessig oder weißen Balsamico mit Salz und Olivenöl verrühren, über die Tomaten und den Käse geben, mit frischem Basilikum belegen und mit Pfeffer aus der Mühle bestreuen.

* Auf die Fangmethode achten

...Vitalstoff/Intensivstufe

Warme Gerichte

Suppen (siehe Kochbuch)

Pellkartoffeln mit Kräuterquark und Leinöl
2-3 Kartoffeln (ca.150g) mit Schale in wenig Salzwasser dämpfen.
100g Magerquark mit etwas Wasser glattrühren. Salz, Pfeffer, Senf, 1 TL Leinöl und etwas Apfeldicksaft, kleingehackte Kräuter oder gemischte Tiefkühlkräuter unterrühren und würzig abschmecken.

Pellkartoffeln mit Guacamole
2-3 Kartoffeln mit Schale in wenig Salzwasser dämpfen.
1 kleinere Avocado waschen, halbieren, Fruchtfleisch auslöffeln, mit einer Gabel zerdrücken. Basilikum oder frischen Koriander geschnitten, Salz, Tabasco und etwas Agavendicksaft hinzugeben. ½ kleine gewürfelte Tomate, Zwiebel oder Schalotte und Knoblauch dazugeben. Statt Kartoffeln mit 1 Stück Fladenbrot servieren.

Fisch/Fleisch auf Gemüsebett (Intensivstufe)
Gemüse nach Wahl schneiden und zerkleinern, in einen Topf mit etwas Gemüsebrühe oder Salzwasser legen. Den Fisch oder das Fleisch waschen, trocken tupfen, würzen. Das Gemüse aufkochen lassen, erst dann Fisch/Fleisch darauf legen, den Topf zudecken und ca. 10 Minuten zusammen sanft garen lassen. Dazu pürierte Gemüsesoße, Soße aus dem Glas (Bioladen), oder einfach nur abgetropften Joghurt mit Senf, Knoblauch oder Kräutern verrühren und dazu reichen.

Lauwarme Gemüsesalate mit Zitronen-Olivenöl-Dressing
Gegartes Gemüse (kann auch ein Rest vom Mittag sein) mit Zitrone, Senf, Salz und gutem Olivenöl anmachen, frische Kräuter darüber streuen.
Als Gemüse eignen sich: Zucchini, Broccoli, Blumenkohl, Fenchel, grüne Bohnen, Kürbis oder Karottengemüse. Ergänzen mit: Schaf- und Ziegenkäse, Parmesan, Mozzarella, 2 Eiern wachsweich gekocht oder gegarten Hülsenfrüchten.

Alle Gerichte sind für eine Portion angegeben. 1-2 Scheiben vom Eiweißbrot (S. 53) können auch bei der Intensivstufe dazu genossen werden.

Suppen

Die idealen Schlankmacher

Zu unseren Lieblingsgerichten, die mit ihrer Vielfalt begeistern, gehören die Suppen: In immer neuen Varianten wärmen sie uns bei Kälte, oder kühlen uns im Sommer. Gerade aus der schlanken Küche sind sie nicht mehr wegzudenken, denn sie versorgen uns mit mineralstoffreichem Gemüse oder Getreide, kombiniert mit fettverbrennendem Eiweiß und erweisen sich so als Inbegriff der idealen Schlank- und Fit-Formel.

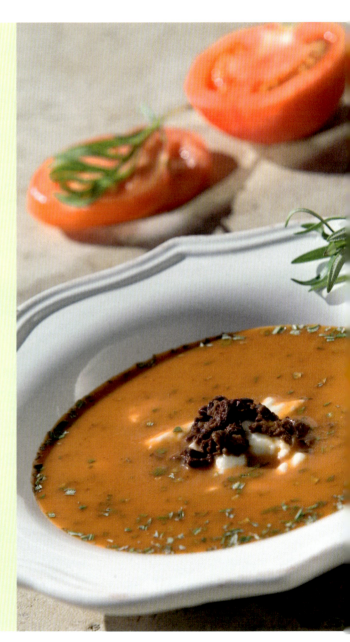

Tomatensuppe mit Kräutern und Mozzarella

Zutaten (2 Portionen)

400g Tomaten
2 EL Tomatenmark
1 rote Zwiebel
½ rote Chilischote
1 Knoblauchzehe
Salz, gekörnte Gemüsebrühe
1 EL Agavendicksaft
2 EL Olivenöl
1 TL gehackte schwarze Oliven
etwas Basilikum, Thymian,
Oregano, Rosmarin
ca. ½ Liter Gemüsebrühe
oder Tomatensaft
100g Mozzarella oder Schafskäse

Zubereitung

➤ Tomaten waschen, grünen Stielansatz entfernen, grob würfeln.

➤ Zwiebel und Chilischote fein würfeln, Knoblauch auspressen, Kräuter schneiden, Käse würfeln, Oliven hacken.

➤ Zwiebel und Chilischoten in dem Olivenöl andünsten, Knoblauch, Tomatenmark und Tomatenwürfel dazugeben, einige Minuten schmoren lassen, mit Gemüse-brühe oder Tomatensaft aufgießen, ca. 10 Minuten garen.

 Suppe pürieren, evtl. durch ein Sieb streichen, mit den Gewürzen und den Kräutern würzig abschmecken (ein paar Kräuter zur Dekoration aufheben).

➤ Suppe in tiefe Teller füllen, mit den restlichen Kräutern, dem gewürfelten Mozzarella und den Oliven bestreuen.

Info

Eine an bioaktiven Inhaltsstoffen reiche Suppe, einfach und schnell herzustellen.

Ideale Ergänzung mit eiweißreichem Fisch, geriebenen Parmesan, oder gekochten Hülsenfrüchten.

Wenn es schnell gehen soll, dann Tomaten aus der Dose, oder Tomatenpüree verwenden.

Pro Portion: ca. 218 kcal, 8g E, 15g F, 12g KH, GL: 2

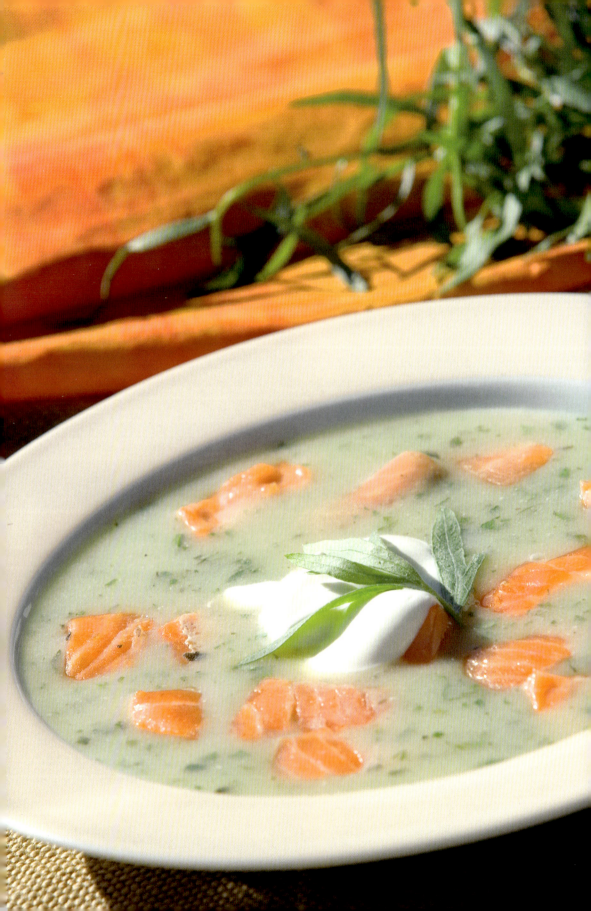

Kräutersüppchen mit Lachs

Zutaten (2 Portionen)

100g Räucherlachs
½ Liter Gemüsebrühe
300g Kartoffeln
gemischte Kräuter z.B. Petersilie,
Dill, Schnittlauch, Estragon,
Kresse, Zitronenmelisse
2 EL Weißwein
Muskat, Salz, Pfeffer
Apfeldicksaft
gekörnte Gemüsebrühe
2 EL Joghurt oder Sojacreme

Zubereitung

➤ Kräuter waschen, abzupfen, grob zerkleinern. Räucherlachs in Stücke oder Streifen schneiden.

➤ Die Kartoffeln schälen, würfeln, in der Gemüsebrühe ca. 15 Minuten sanft köcheln lassen, mit den Kräutern und 1-2 EL Joghurt oder Sojacreme pürieren (nicht mehr kochen lassen, gerinnt sonst).

➤ Pürierte Suppe mit Weißwein, Muskat, gekörnter Brühe, etwas Apfeldicksaft abschmecken.

➤ In zwei tiefe Teller die Suppe füllen, Räucherlachs hinein legen, mit Joghurt und Kresse dekorieren.

Info

Kartoffeln und Kräuter liefern reichlich basische Inhaltsstoffe und ergänzen den Fisch ideal.

Kräuter nicht mitkochen lassen (werden schnell braun).

Wenn die Gewichtsabnahme nicht so im Vordergrund steht, dann kann Sahne statt Joghurt zum Pürieren verwendet werden.

Variationen

Statt Räucherlachs passen fast alle Fischsorten, frisch oder geräuchert.

Kräuter können je nach Jahreszeit variiert werden, gut geeignet als Ergänzung sind unsere wertvollen heimischen Wildkräuter.

Pro Portion: ca. 213 kcal, 14g E, 9g F, 18g KH, GL: 9

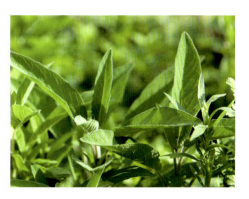

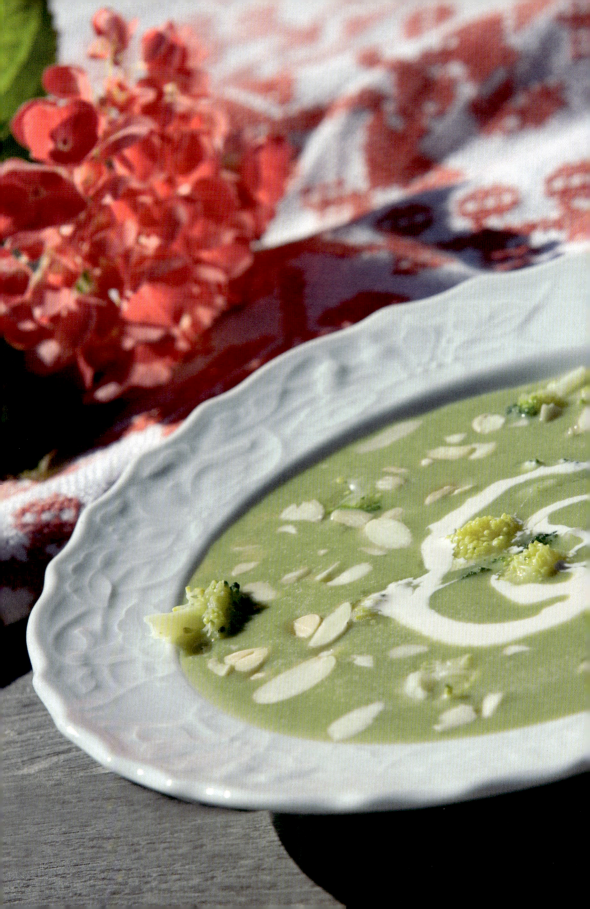

Broccoli-Cremesuppe

Zutaten (2 Portionen)

1 Kopf Broccoli (ca 300g)
½ Liter Gemüsebrühe
2 EL Weißwein
Muskat, Salz, Pfeffer aus der Mühle
Apfeldicksaft
gekörnte Gemüsebrühe
2 EL Sahne
2 Eigelb
1 EL Mandelblättchen

Zubereitung

➤ Broccoli in kleine Röschen zerteilen, waschen, in der Gemüsebrühe ca. 10 Minuten sanft köcheln lassen. Einige schöne kleine Röschen für die Dekoration weglegen, restliches Gemüse pürieren.

➤ 1 EL Sahne (Rest für die Dekoration verwenden) mit dem Eigelb verrühren, in die heiße Suppe einrühren (nicht mehr kochen lassen, flockt sonst aus).

➤ Suppe mit Weißwein, Salz, Pfeffer, Muskat, gekörnter Brühe, etwas Apfeldicksaft abschmecken. Mit dem Mixstab schaumig aufschlagen.

➤ Mandelblättchen ohne Fett goldbraun rösten, Suppe in zwei Teller geben, mit den Broccoliröschen, Mandelblättchen und der Sahne dekorieren.

Info

Broccoli gehört beim Gemüse zu den Spitzenreitern was Vitamine und Mineralstoffe betrifft. Dazu der als krebshemmend geltende Inhaltstoff Sulforaphan – ein echtes „Superfood"!

Nicht zu lange kochen lassen, dies zerstört nicht nur wertvolle Stoffe sondern macht die Suppe auch farblich unansehnlich.

Pro Person ca. 50g geriebenen Käse, Schafskäse, gebratenen Tofu oder Fisch als Einlage dazu, dies liefert zusätzlich wertvolle Aminosäuren.

Pro Portion: ca. 194 kcal, 10g E, 12g F, 9g KH, GL: 3

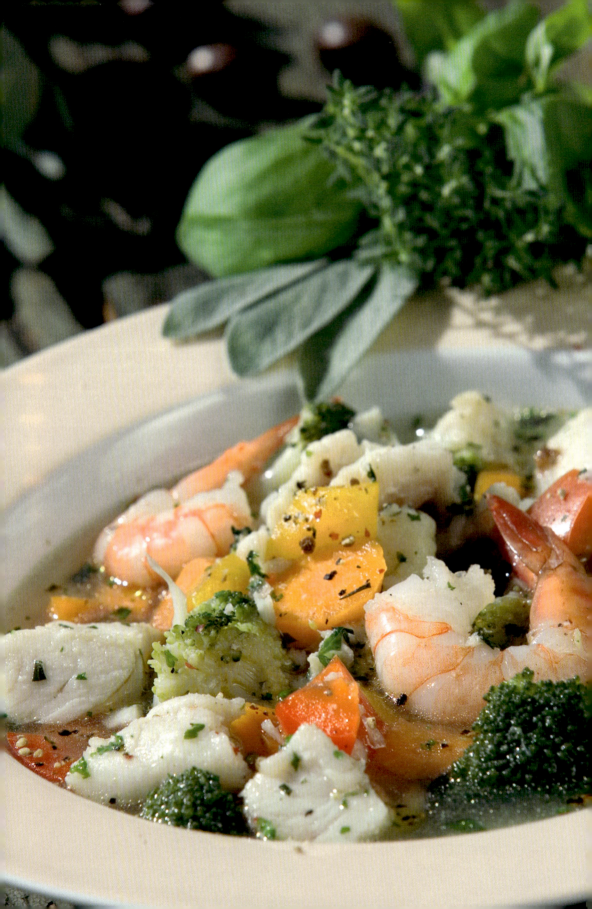

Mediterrane Fischsuppe

Zutaten (2 Portionen)

200g Fischfilet gemischt
4 Scampi oder Garnelen
400ml Fischfond (Glas) oder
Gemüsebrühe
Basilikum, Thymian, Oregano,
Petersilie, Knoblauch, Chili
Pfeffer aus der Mühle, Salz
1 EL Zitronensaft
1 TL Agavendicksaft
2 EL Olivenöl
200g Gemüse gemischt,
z.B. Zucchini, Paprika, Fenchel

Zubereitung

➤ Fisch waschen, in ca. 2cm große Würfel schneiden, mit Zitronensaft beträufeln, salzen und pfeffern.
Garnelen oder Scampi vorher kühl
auftauen lassen.

➤ Gemüse in gleich große Würfel, wie den Fisch schneiden.

➤ 1 EL Olivenöl erhitzen, das Gemüse mit Knoblauch und Chili darin
anbraten, mit dem Fischfond oder
der Gemüsebrühe aufgießen und
garen lassen. Den Fisch erst zum
Schluss dazugeben und nur noch
einige Minuten ziehen lassen.

 Garnelen in dem restlichen Öl
braten und salzen.

➤ Kräuter grob hacken. Suppe
mit Agavendicksaft, Salz und
Pfeffer/Chili abschmecken. Mit den
Garnelen, Kräutern und einem EL
frischen Olivenöl beträufelt servieren.

Info

Mit einem leichten südländischen
Wein und einem Stück Baguette,
zaubert dieses wertvolle Gericht
mediterrane Atmosphäre in ihre
Küche.
Bei der Intensivstufe mit mehr
Olivenöl – ohne Brot genießen.

Variationen

Mit Karotten, Frühlingszwiebeln
und Erbsen als Gemüse wird die
Suppe asiatisch abgewandelt.
Dazu passende Gewürze und
Kräuter: Kreuzkümmel, Chili,
Korianderkraut und Ingwer.

Pro Portion: ca. 316 kcal, 25g E, 18g F,
12g KH, GL: 3

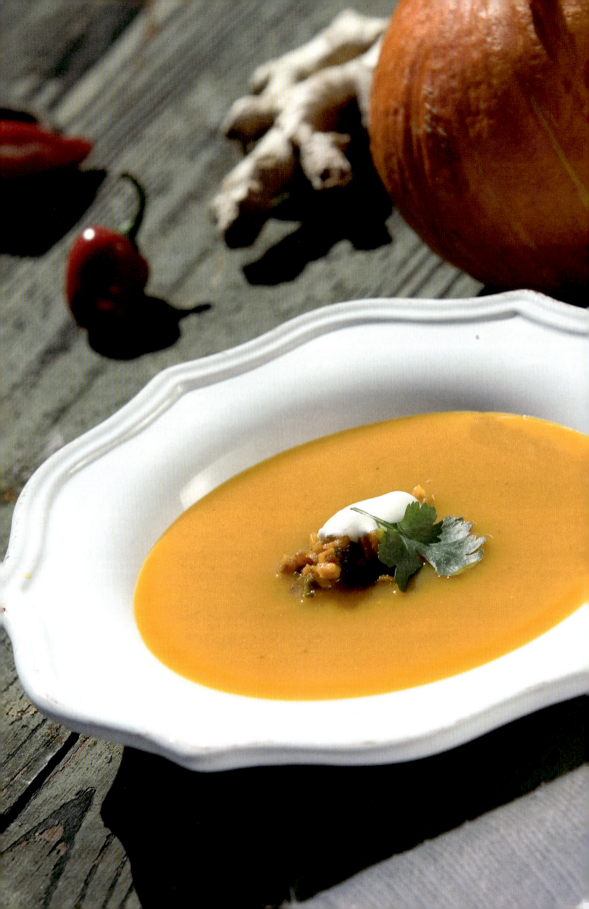

Kürbis-Orangen-Suppe

Zutaten (2 Portionen)

350g Hokkaido-Kürbis (entkernt)
½ Liter Gemüsebrühe
½ TL Curry, Salz
1 Prise Zimt oder Ingwer
1 EL Agavendicksaft
1 kleines Stück entkernte
Chilischote
1-2 Orangen
1 Stange Frühlingszwiebel
1 EL Joghurt
1 EL Sesamöl
Petersilie oder Koriander, frisch

Zubereitung

➤ Kürbis zerteilen, in grobe Würfel schneiden, einen kleinen Teil für die Dekoration klein und gleichmäßig würfeln.

➤ Gemüsebrühe aufkochen lassen, grobe Kürbiswürfel hineingeben, in ca. 15 Minuten weich kochen, Suppe pürieren.

➤ In der Zwischenzeit die Frühlingszwiebel in feine Streifen schneiden, in dem Öl andünsten.

➤ Chilischote klein würfeln, mit den restlichen kleinen Kürbiswürfeln zu den Zwiebeln geben, fertig garen. Curry und Zimt (Ingwer) zugeben, kurz mitschmoren lassen.

➤ Orange abreiben, Saft auspressen, mit der Schale zur Suppe geben, mit Salz und Agavendicksaft süßsauer abschmecken.

➤ Die Suppe in tiefe Teller geben, in der Mitte die Kürbiswürfel mit den Gewürzen anrichten, mit einem Klacks Joghurt und den Kräutern servieren.

Info

Hokkaido-Kürbis muss im Gegensatz zu allen anderen Kürbisarten, nicht geschält werden.

Ideale, leichte Abendsuppe mit basenreichen und wertvollen Inhaltsstoffen.

Variationen

Gebratene Tofuwürfel, Fisch oder geriebener Käse, sind ideale Eiweißlieferanten und können die Suppe gut ergänzen.

Pro Portion: ca. 183 kcal, 4g E, 6g F, 27g KH, GL: 13

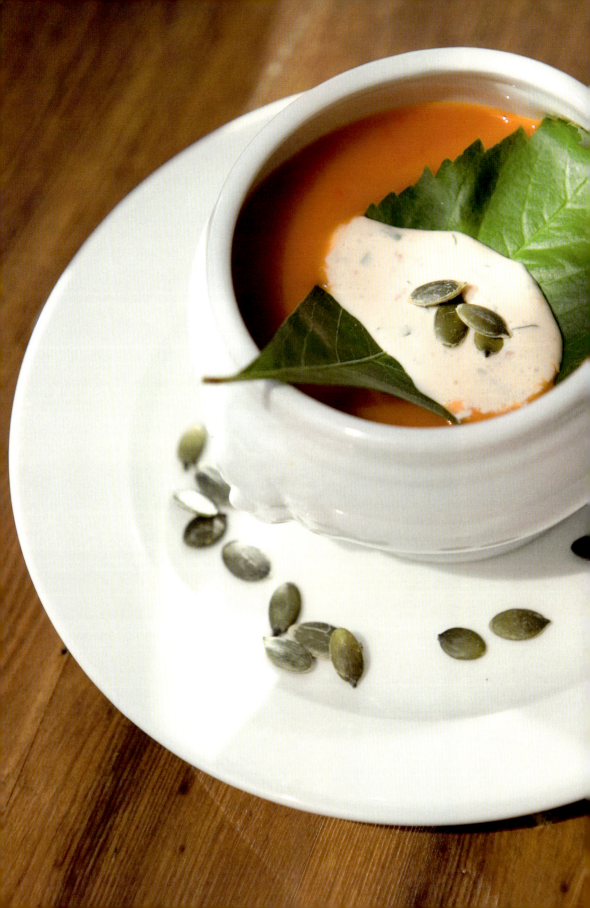

Apfel-Paprika-Suppe

Zutaten (2 Portionen)

2 große rote Paprika
1 Apfel mittelgroß
1 rote Zwiebel
½ Liter Gemüsebrühe
1 EL Kürbiskerne
1 TL Olivenöl
Pfeffer, frisch gemahlen
Apfeldicksaft nach Geschmack
gekörnte Gemüsebrühe
2 EL Joghurt oder Sojacreme
Kresse zur Dekoration

Zubereitung

➤ Paprika waschen, putzen, klein würfeln. Apfel schälen, entkernen und ebenfalls würfeln. Zwiebel schälen, klein schneiden.

➤ Zwiebel in dem Olivenöl andünsten, Paprika dazu und mitschmoren lassen, den gewürfelten Apfel zugeben und zusammen einige Minuten garen.

➤ Gemüsebrühe zugeben, aufkochen lassen und je nach Größe der Paprika fertig garen. Pürieren, evtl. durch ein Sieb streichen.

➤ Pürierte Suppe mit Salz, Pfeffer aus der Mühle, gekörnter Brühe, etwas Apfeldicksaft abschmecken.

➤ Kürbiskerne grob hacken, ohne Fett rösten. Die Suppe mit dem Joghurt oder der Sojacreme anrichten. Mit der Kresse und den Kürbiskernen bestreut servieren.

Info

Eine leichte fruchtige Suppe, reich an wertvollen Inhaltsstoffen.

Als Beilage eignet sich eine Scheibe Vollkornbrot mit Mozzarella, oder (fettarmer) Frischkäse.

Als eiweißreiche Abendmahlzeit das Brot weglassen, dafür Fisch als Einlage verwenden, und die Kürbiskerne weglassen.

Wer die Schale der Paprika nicht mag, kann die Suppe durch ein Sieb streichen.

Pro Portion: ca. 164 kcal, 5g E, 7g F, 19g KH, GL: 8

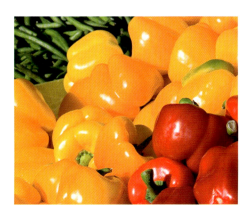

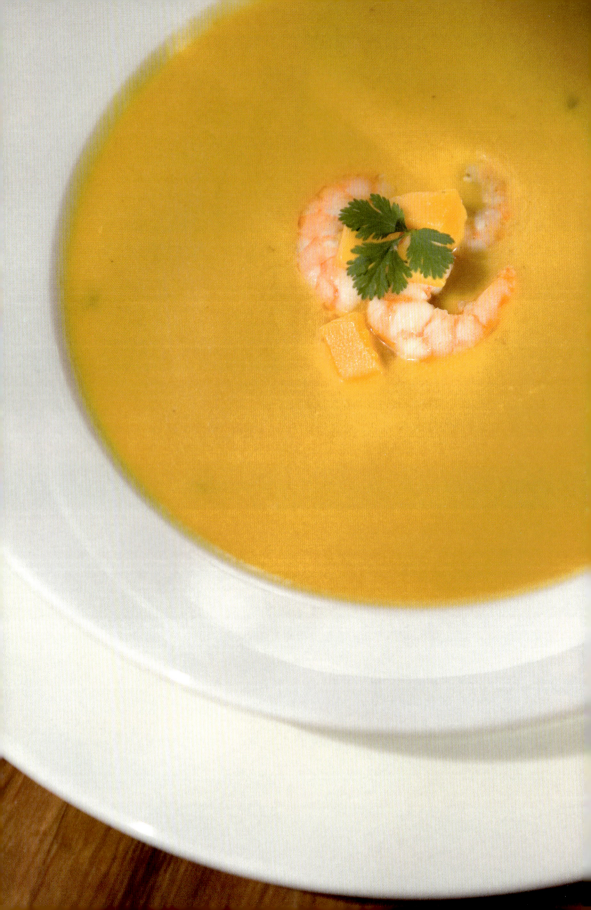

Karotten-Mango-Suppe mit Garnelen

Zutaten (2 Portionen)

300g Karotten
1 Zwiebel
½ Mango (Fruchtfleisch ca. 100g)
300ml Gemüsebrühe
200ml (kleine Dose) Kokosmilch
je 2 cm Stück Ingwer und Chili
1 gestr. EL natives Kokosfett
1 TL Kreuzkümmel
1 EL Agavendicksaft
Salz oder gekörnte Gemüsebrühe
100g Garnelen, Zitronensaft
½ TL Kokosraspeln
frischen Koriander oder Petersilie
zum Bestreuen

Zubereitung

➤ Karotten und Zwiebel waschen, schälen und klein würfeln. Chilischote entkernen, in kleine Würfel schneiden. Mango waschen, schälen und würfeln (etwas für die Deko zurücklegen). Ingwer schälen und fein reiben. Kokosflocken ohne Fett goldbraun rösten.
➤ Halbe Menge Kokosfett erhitzen, Zwiebel, Karotten und Chilischote zugeben und etwas schmoren lassen. Gemüsebrühe und Kokosmilch zugeben, abgedeckt weich dünsten (ca. 10 Minuten). Mangowürfel, Ingwer, Kreuzkümmel und Agavendicksaft zugeben, noch einige Minuten garen.

 TK-Garnelen warm abspülen, evtl. entdarmen, mit Zitronensaft beträufeln, im restlichen Kokosfett einige Minuten sanft braten, salzen, warm stellen.
➤ Die Suppe pürieren, evtl. noch Flüssigkeit zugeben, mit Salz oder gekörnter Gemüsebrühe abschmecken.
➤ In tiefe Teller schöpfen, die Garnelen einlegen. Mit gehacktem Koriander/Petersilie, den Mangowürfeln und den Kokosflocken dekorieren.

Info

Eine optisch ansprechende, fernöstliche Suppe.
Mit ihrem hohen Basengehalt, dem wertvollen Fischeiweiß und vielen wichtigen SPS* ein ideales Gericht der schlanken Natur-Küche.

Variationen

Als Einlage passen auch gebratene Fischwürfel, Joghurt oder gebratener Tofu.
Statt Karotten passt auch Kürbis.

Pro Portion: ca. 198 kcal, 20g E, 7g F, 14g KH, GL: 5

* SPS = Sekundäre Pflanzenstoffe

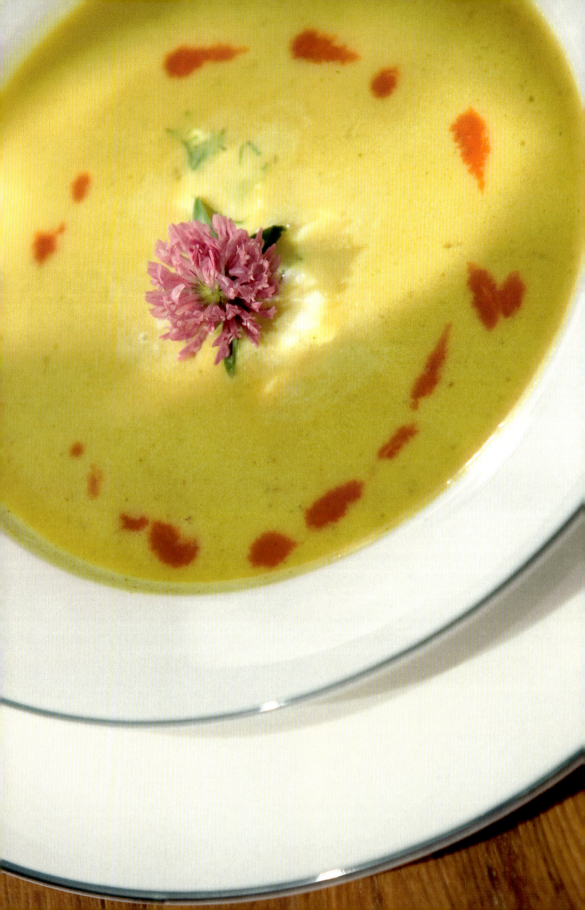

Curry-Zwiebelsuppe mit Joghurt

Zutaten (2 Portionen)

2 mittlere Zucchini
2 mittlere Zwiebeln
etwas Zitronensaft
½ Liter Gemüsebrühe
gekörnte Gemüsebrühe (Pulver)
½ TL Currypulver
½ TL Kreuzkümmel und Ingwer
1 EL Olivenöl
1 EL Agavendicksaft
2 EL Joghurt oder Sojacreme
Dill oder Petersilie zum Bestreuen
etwas Chilisoße oder Ketchup zur
Dekoration

Zubereitung

➤ Zucchini und Zwiebeln waschen und klein würfeln.

➤ Gemüse in dem Öl andünsten, frisch geriebenen Ingwer oder Pulver, Currypulver, Kreuzkümmel gemahlen und Agavendicksaft zugeben, kurz schmoren lassen.

➤ Mit der Gemüsebrühe aufgießen, fertig garen und pürieren. Die Suppe mit der gekörnten Gemüsebrühe und evtl. noch mit Chilipulver abschmecken.

➤ Die Suppe in zwei Teller verteilen. Joghurt oder Sojacreme glattrühren, zusammen mit Chilisoße oder Ketchup die Suppe dekorieren. Mit den grob gehackten Kräutern bestreuen.

Info

Eine schmackhafte Suppe mit Pep!

Wenn die Gewichtsabnahme nicht so sehr im Vordergrund steht, kann die Suppe mit einer kleinen Menge Naturreis oder Couscous ergänzt werden.

Variationen

Statt Joghurt passt Fisch, gegarte Linsen, Garnelen oder kurz gebratene Tofuwürfel.

Zucchini kann durch Broccoli ersetzt werden.

Pro Portion: ca. 181 kcal, 13g E, 7g F, 15g KH, GL: 3

Vegetarische Hauptgerichte

Fleischlos glücklich

In diesem Kapitel erwartet Sie die ganze Fülle, der Farben- und Formenreichtum der Pflanzen. Und die Erkenntnis, dass vegetarische Küche alles andere als langweilig ist. Die knackigen oder zarten saftigen Gemüse sind nicht nur geschmacklich ein Hochgenuss, sie enthalten auch Vitalstoffe pur und gelten als die Medizin der Zukunft. Ballaststoffreich und basenüberschüssig sorgen sie dafür, dass wir schlank, beweglich und gesund werden und bleiben.
Gerichte mit Tofu, der mit dem hohen Eiweißgehalt der Sojabohne und mit seiner Vielseitigkeit besticht, aber auch schnelle, delikate Mahlzeiten aus Käse und Eiern und würzige Getreide-Spezialitäten ergänzen die schlanke vegetarische Küche.

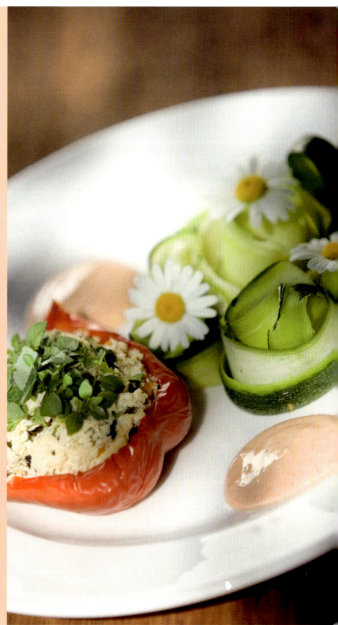

Gefüllte Paprika mit Tofu

Zutaten (2 Portionen)

200g Naturtofu
1 große rote Paprika
½ rote Chilischote, frisch (je nach gewünschter Schärfe)
½ Zwiebel, Knoblauch nach Geschmack
je 50g gelbe Paprika und Zucchini
½ Bund Basilikum oder Petersilie
1 EL Olivenöl
Salz und Pfeffer
etwas Zitronenschale

Zubereitung

➤ Gemüse waschen, rote Paprika halbieren und Kerne entfernen. Gelbe Paprika, Zucchini und Zwiebel putzen, zusammen ganz klein würfeln. Basilikum/Petersilie fein schneiden, evtl. frische Chilischote entkernen, klein würfeln. Knoblauch auspressen, etwas Zitrone abreiben.

➤ Tofu aus der Packung nehmen, abtropfen lassen und mit einer Gabel fein zerdrücken. Alle restlichen Zutaten untermischen und abschmecken.

➤ Ofen auf 170 °C vorheizen.

➤ Eine kleine Auflaufform fetten, die Masse in die Paprika füllen (Boden evtl. gerade schneiden), in die Form setzen und mit dem Olivenöl beträufeln. Ca. 30 Minuten garen, dabei evtl. abdecken.

Info

Ein vitalstoffreiches Gericht mit reichlich pflanzlichem Eiweiß aus der Sojabohne. Mit allen essentiellen Aminosäuren ausgestattet, ist Tofu eine ideale Alternative zu Fleisch und Fisch.
Kann gut vorbereitet werden, gefüllt und kühl gestellt wird die Paprika bei Bedarf einfach in den vorgeheizten Ofen geschoben.

Variationen

Die Füllung kann auch für Tomaten, Zucchini oder Mangoldblätter verwendet werden.
Dazu passt einer der Dips aus dem Kochbuch, oder eine pürierte Gemüsesoße mit etwas Sahne verfeinert.

Entweder Gemüse nach Saison oder Salat dazu reichen.

Pro Portion: ca. 240 kcal, 16g E, 13g F, 15g KH, GL: 4

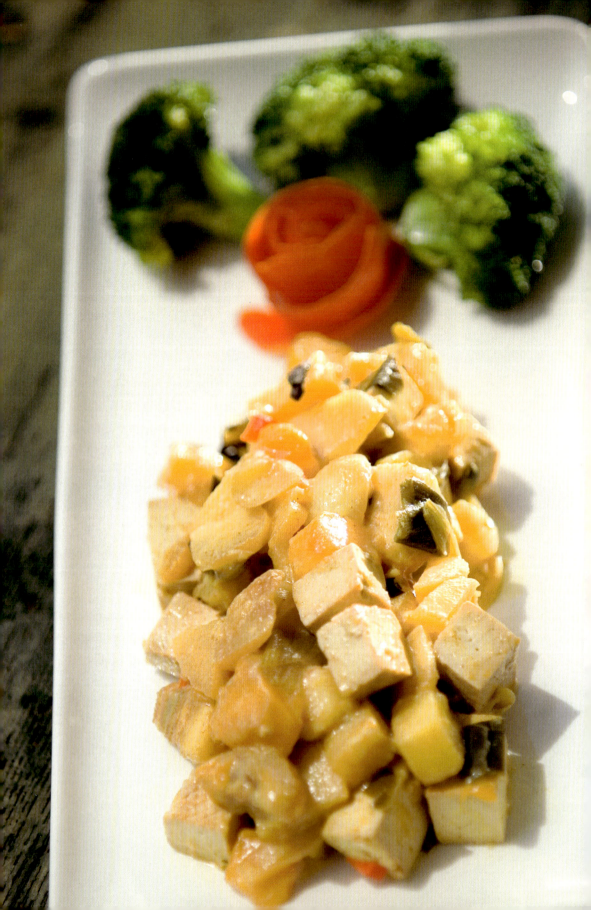

Tofu-Curry mit Früchten

Zutaten (4 Personen)

400g Naturtofu
2 EL Sesam- oder Rapsöl
½ Banane, ½ Apfel
½ reife Mango, 100g Ananas
1 Zwiebel
Marinade: 4 EL Tamari (Sojasoße)
ca. 100ml Gemüsebrühe/Wasser
1 EL Zitronensaft, Ingwer (2-3cm)
Soße: 200ml Sojacreme neutral,
1-2 TL Agavendicksaft o. Honig
1 EL Curry, 1 TL Kurkuma, Koriander oder Petersilie/Schnittlauch

Zubereitung

➤ Den Tofu aus der Packung nehmen, abspülen, trocken tupfen und würfeln. Ingwer schälen und fein reiben. Aus Sojasauce, Zitrone, Gemüsebrühe und Ingwer eine Marinade herstellen, die Tofuwürfel darin wenden, abgedeckt ca. 20 Minuten ziehen lassen.
➤ Das Obst waschen, Apfel, Ananas und Mango schälen, würfeln. Banane in Scheiben schneiden, alles mit etwas Zitronensaft beträufeln und abdecken. Zwiebel in Ringe oder Würfel schneiden.
➤ Erst die Apfelspalten mit der Zwiebel in einer beschichteten Pfanne mit 1 EL Rapsöl andünsten, dann Mango und Ananas zugeben, einige Minuten garen lassen,

Bananenscheiben dazu und kurz weiter dünsten. Obst in eine Arbeitsschale umfüllen, die Pfanne für den Tofu weiterverwenden.
➤ Den Tofu aus der Marinade nehmen abtropfen lassen, in der Pfanne mit dem restlichen Öl einige Minuten anbraten, Obst zugeben.
➤ Soße: Die Marinade in einen ausreichend großen Topf gießen. Sojacreme zugeben und erwärmen. Mit dem Schneebesen kräftig schlagen (nicht kochen lassen), mit Curry, Kurkuma, Agavendicksaft und evtl. noch Salz abschecken.
➤ Das gegarte Obst mit dem Tofu vorsichtig unter die Soße mischen, mit den Kräutern bestreuen.

Info

Ein fruchtiges Gericht aus der leichten asiatischen Küche. Mit reichlich wertvollem pflanzlichen Eiweiß aus der Sojabohne und diversen bioaktiven Substanzen. Ein ideales Gericht der Vitalstoff-Ernährung!
Dazu passt eine kleine Menge Naturreis oder Linsennudeln.
Innerhalb der Intensivstufe keine Beilagen, dafür mehr Gemüse verwenden, gut eignen sich Broccoli oder roter Paprika.

Pro Portion: ca. 287 kcal, 10g E, 18g F, 21g KH, GL: 10

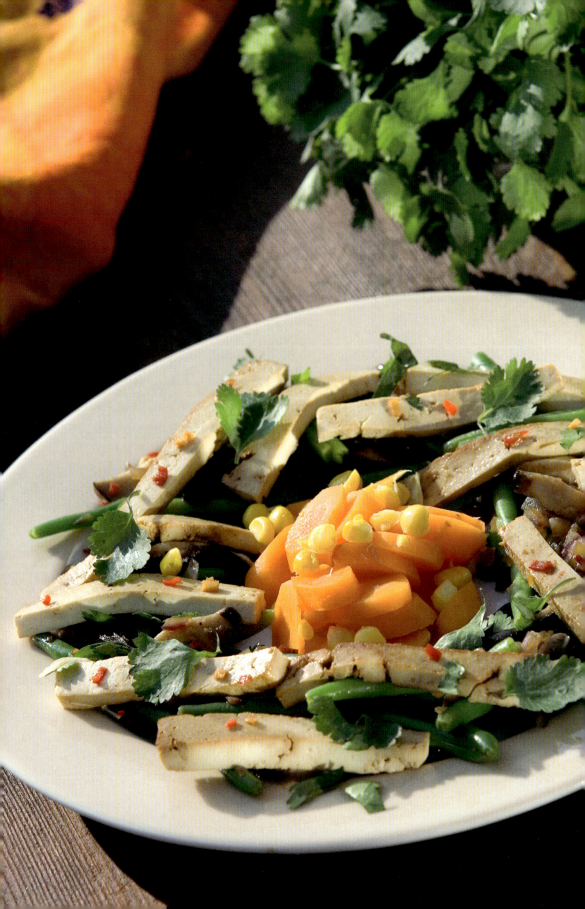

Bohnen-Tofu-Pfanne

Zutaten (2 Personen)

200g Tofu, frisch
250g grüne Bohnen, frisch/TK
100g frische Shiitakepilze, ersatzweise Austernpilze
1 rote Zwiebel
1 EL Rapsöl oder Erdnussöl
1 kleines Stück Ingwerwurzel
3 EL Sojasoße (Tamari) mit
2 EL Wasser gemischt
1 kleines Stück rote Chilischote
oder Pfeffer aus der Mühle,
1 TL Curry
Koriander frisch oder Petersilie
Zitronenachtel, ein Klacks Joghurt

Zubereitung

➤ Den Tofu aus der Packung nehmen, abspülen, abtupfen. In dicke-
re Streifen schneiden.
➤ Ingwer fein reiben, mit der
Sojamarinade und kleingeschnitte-
ner Chilischote mischen, Tofu ca.
20 Minuten darin marinieren.
➤ Bohnen waschen, putzen, in
ca. 4cm lange schräge Stücke
schneiden. In kochendem Salzwasser garen, in kaltem Wasser
abschrecken, abtropfen lassen.
TK-Bohnen nach Anweisung garen.
➤ Pilze abreiben, Stiele entfernen, Pilzhüte in Streifen schneiden.

➤ Zwiebel klein würfeln, Tofu
abtropfen lassen, Marinade aufheben.
➤ 1 TL Öl in einer tiefen Pfanne
erhitzen, Tofustreifen hineingeben,
kurz braten, vorsichtig wenden, aus
der Pfanne nehmen und warm stellen.
➤ Restliches Öl in die Pfanne
geben, Zwiebelwürfel glasig dünsten, Pilze dazugeben, unter rühren
braten, Bohnen hinzufügen, erhitzen, Tofumarinade dazugießen,
kurz schmoren lassen.
➤ Tofustreifen auf das fertige Gemüse legen, mit Koriander oder
Petersilie, Zitronenachteln und
einem Klacks Joghurt anrichten.

Info

Die Sojabohne liefert reichlich
Aminosäuren, das Gemüse und
die Pilze ergänzen das Gericht mit
wertvollen bioaktiven Substanzen.

Variationen

Statt Bohnen eignen sich auch
Broccoli und Blumenkohl für dieses Gericht.
Statt Shiitakepilze passen auch
braune Champignons.

Pro Portion: ca. 214 kcal, 16g E, 12g F,
9g KH, GL: 2

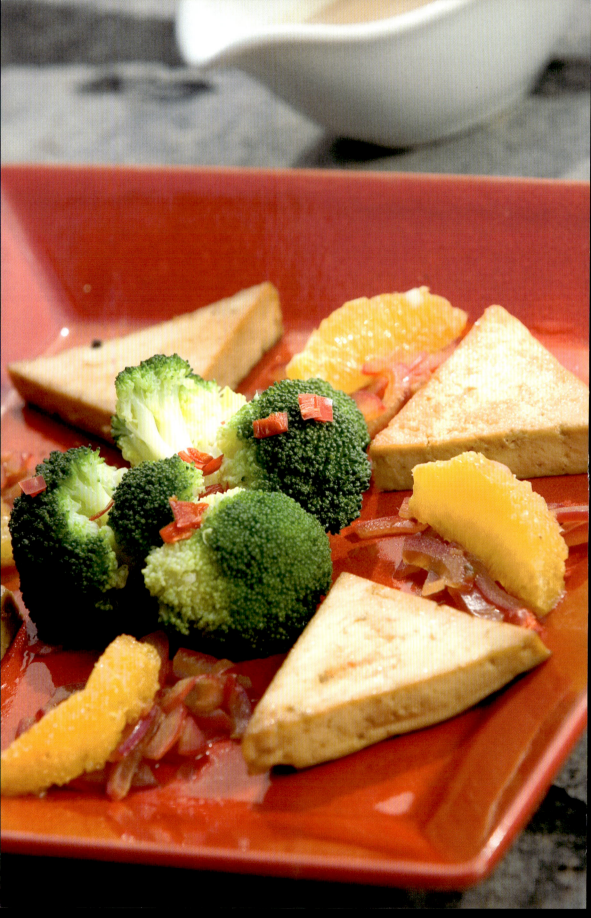

Tofu mit Orangen-Honig-Soße

Zutaten (2 Personen)

200g Naturtofu
1 große oder 2 kleinere Orangen
1 TL Honig
4 EL Tamari (Sojasoße)
1 EL Zitronensaft
100ml Orangensaft
2 EL Sesamöl
½ rote Zwiebel
1 kleines Stück Ingwer gerieben
Salz, Pfeffer aus der Mühle
Koriander oder Petersilie, evtl. rote
Chilischote gewürfelt

Zubereitung

➤ Den Tofu aus der Packung nehmen, abspülen, trocken tupfen, halbieren oder würfeln.

➤ Honig, Sojasauce, Zitronensaft, Orangensaft, Ingwer, evtl. Chili verrühren, Tofu in der Marinade wenden, 20 Minuten ziehen lassen.

➤ Orange so schälen, dass auch die weiße Haut entfernt wird, mit einem scharfen Messer Filets auslösen, restlichen Saft auffangen.

➤ Tofu aus der Marinade nehmen, abtropfen lassen, in der Hälfte des Sesamöls kurz von bei-den Seiten anbraten, herausnehmen und warm stellen.

➤ Restliches Öl in die Pfanne geben. Die Zwiebelringe darin andünsten, Tofumarinade mit dem Orangensaft dazugeben und leicht schmoren lassen, mit Salz und Pfeffer würzen.

➤ Orangenfilets hinzugeben und kurz erwärmen, evtl. noch Orangensaft oder sonstige Flüssigkeit dazugeben.

➤ Den Tofu mit der Orangensoße und Kräutern anrichten.

Info

Ein aromatisches Gericht, mit reichlich pflanzlichem Eiweiß aus der Sojabohne und Vitamin C aus den Orangen.

Dazu passt Naturreis, Hirse, Quinoa, Amaranth oder Eiweißnudeln aus Linsen oder Soja. Bei der Intensivstufe keine Beilagen, dafür mehr Gemüse nehmen.

Rote Bete, Broccoli, Zucchini, rote Gemüsepaprika passen farblich und geschmacklich gut dazu.

Pro Portion: 205 kcal, 14g E, 12g F, 10g KH, GL: 4

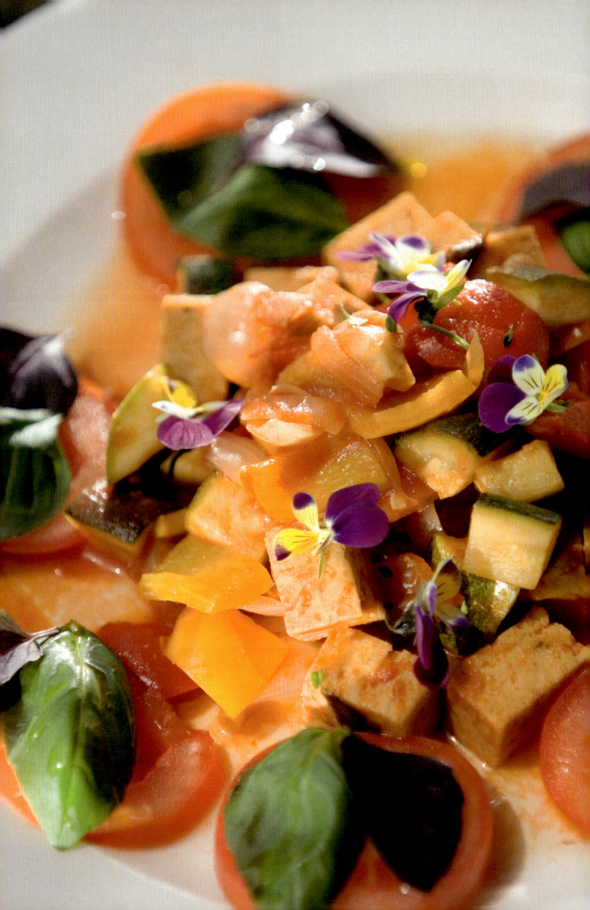

Wheaty (Seitan) Würfel mit Gemüse in Tomatenrahm

Zutaten (2 Portionen)

200g Wheaty (Seitan)
je ¼ rote und gelbe Paprika
½ Zucchini
2 EL Tomatenmark
1 Zwiebel, kleines Stück Chilischote, evtl. Knoblauch, Salz, Agavendicksaft nach Geschmack
4 EL Sojacreme neutral
1 EL Olivenöl
Basilikum, Thymian, Oregano
2 EL geriebener Käse
ca. 200ml Gemüsebrühe/Wasser
für Soße und Gemüse
300g Gemüse nach Saison

Zubereitung

➤ Paprika, Zucchini, Zwiebel grob würfeln, Chilischote entkernen und sehr klein schneiden. Knoblauch auspressen, Kräuter schneiden. Wheaty aus der Packung nehmen, abspülen und abtupfen, in gleich große Würfel wie das Gemüse schneiden.
➤ Gemüse nach Saison putzen, schneiden und in etwas Gemüsebrühe dämpfen.
➤ Öl in einer tiefen, beschichteten Pfanne erhitzen. Paprika und Zwiebel zugeben, Deckel auflegen. Nach ca. 10 Minuten die Zucchiniwürfel dazugeben und einige Minuten weitergaren.

➤ Am Schluss Chili und Wheatywürfel zugeben. Alles abgedeckt noch einige Minuten dünsten.
➤ Sojacreme mit Tomatenmark und 100ml Gemüsebrühe/Wasser verrühren und in das fertige Gericht rühren (nicht mehr kochen lassen, gerinnt sonst). Mit Salz, evtl. Knoblauch und Agavendicksaft abschmecken.
➤ Die Seitanwürfel auf dem Gemüse der Saison anrichten, mit Käse und Kräutern bestreuen.

Info

Wheaty (Seitan) ist ein veredeltes Weizeneiweiß mit einem sehr hohen Eiweißgehalt von ca. 30%.
Zusammen mit dem Käse bietet er eine ideale Eiweißqualität. Als Weizenprodukt bei Glutenunverträglichkeit nicht geeignet.

Variationen

Statt Seitan kann man Tofu oder Lupinenschnitzel nehmen.

Als Gemüse passt Broccoli, Zucchini oder Blumenkohl mit Tomatenwürfel.

Pro Portion incl. Gemüse: ca. 439 kcal, 37g E, 24g F, 19g KH, GL: 4

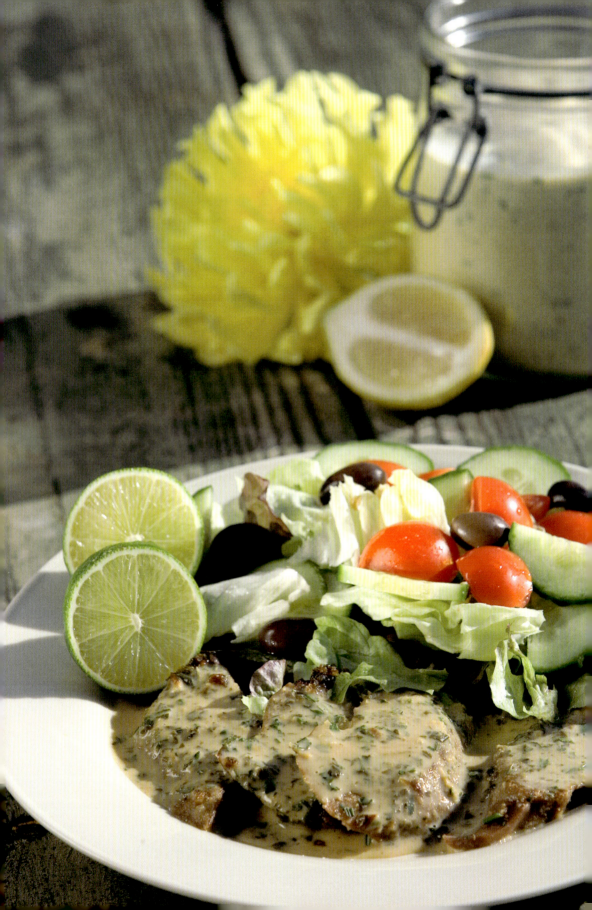

Seitanschnitzel „al limone"

Zutaten (1 Person)

120g Seitan/Wheaty-Schnitzel
1 EL Olivenöl
etwas Salbei oder Petersilie,
Knoblauch nach Geschmack
Salz und Pfeffer aus der Mühle
150ml Gemüsebrühe/Wasser
Schale und Saft ¼ Limone,
ersatzweise Zitrone
2 EL Hafercuisine
1 TL Tamari (Sojasoße)
1 Tomate

Zubereitung

➤ Seitan in zwei kleine Schnitzel oder in Streifen schneiden.

➤ Den Knoblauch zerdrücken, Kräuter hacken, Tomate enthäuten, entkernen und in Spalten schneiden.

➤ Olivenöl in der Pfanne erhitzen, Seitanschnitzel kurz auf beiden Seiten braten, herausnehmen und warm stellen.

➤ Gemüsebrühe zusammen mit Saft und Schale der Limone in die Pfanne gießen, einige Minuten einkochen lassen, Knoblauch, Salbei und Tomatenspalten hinzufügen.

 Tamari und Hafercuisine verrühren und in die Pfanne geben, Soße damit binden, nicht kochen lassen (gerinnt sonst), würzig abschmecken.

➤ Die Seitanschnitzel mit der Soße, Limonenachteln und Kräutern servieren.

Info

Dazu passt entweder eine kleine Menge Naturreis oder Vollkornnudeln oder ein Salat nach Saison, mit einer kleinen Scheibe Baguette.

Seitan ist ein hochwertiges pflanzliches Weizenprodukt mit hohem Eiweißgehalt, kerniger als Tofu und in der Konsistenz sehr fleischähnlich. Wheaty ist veredelter Seitan und etwas weicher in der Struktur.

Bei Weizen- und Glutenunverträglichkeit nicht geeignet!

Variationen

Statt Seitan kann Tofu, Tempeh oder Lupinenschnitzel verwendet werden.
Statt Hafercuisine eignet sich auch Reis- oder Dinkelcuisine.

Pro Portion: ca. 326 kcal, 18g E, 12g F, 6g KH, GL: 1

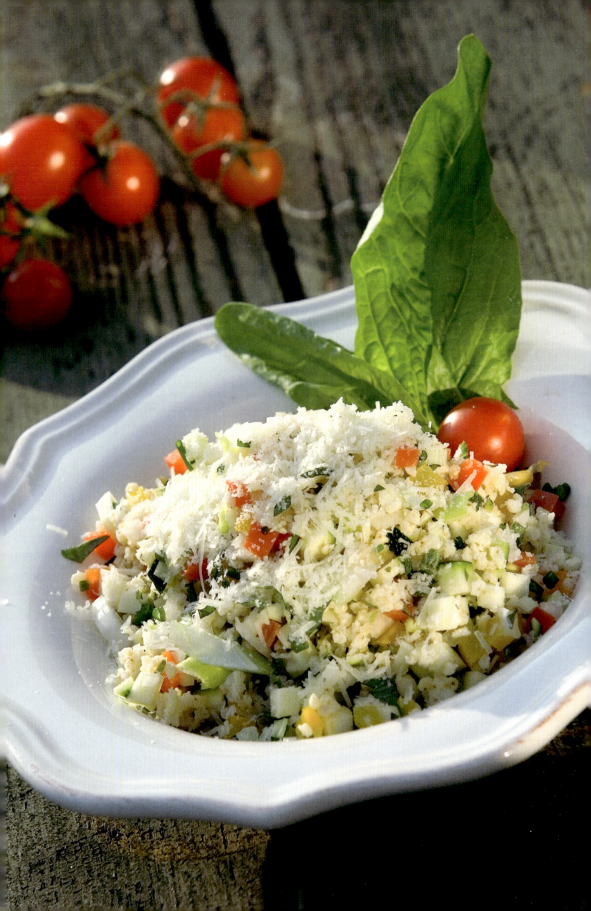

Hirsotto „Roma"

Zutaten (2 Portionen)

100g Hirse
250ml Wasser oder
Gemüsebrühe
Salz, Pfeffer aus der Mühle
2 EL Olivenöl
1 kleine Zwiebel
1 kleine Zucchini
je ½ rote und gelbe Paprikaschote
2 EL Pecorinokäse gerieben
Oregano und Basilikum, frisch
oder getrocknet
Cocktailtomaten und frische
Kräuter zur Garnitur

Zubereitung

➤ Hirse zuerst mit kochendem Wasser überbrühen, abtropfen lassen (entfernt Bitterstoffe).

➤ Zwiebel fein würfeln, in dem Öl glasig dünsten. Hirse dazugeben, unter Rühren anschwitzen, mit der Gemüsebrühe ablöschen. Aufkochen lassen und ca. 25 Minuten bei geringer Hitze zugedeckt quellen lassen.

➤ In der Zwischenzeit Zucchini und Paprika waschen, putzen und in kleine Würfel schneiden. Im Olivenöl erst die Paprika; nach ca. 10 Minuten die Zucchiniwürfel anbraten und in einigen Minuten fertig garen.

➤ Mit der Hirse mischen und abschmecken, Käse und Kräuter über das fertige Gericht streuen, mit Cocktailtomaten garnieren.

Info

Dies ist ein ideales Gericht innerhalb der Vitalstoff-Ernährung und für die ganze Familie geeignet. Hirse gehört zu den mineralstoffreichsten Getreidesorten und ist sehr leicht verdaulich.

Dieses Gericht lässt sich gut vorbereiten, dazu eine Tomatensoße, einen Salat oder gedünstetes Gemüse nach Saison reichen.

Variationen

Statt Hirse kann man Naturreis, Couscous, Quinoa oder Buchweizen verwenden.

Statt Pecorino eignen sich Parmesan, Mozzarella oder Schafskäse gewürfelt.

Das fertige Gericht lässt sich gut als Füllung für Gemüse verwenden, z.B. für Tomaten, Auberginen, Gurken oder Zucchini.

Pro Portion: ca. 284 kcal, 11g E, 9g F, 39g KH, GL: 25

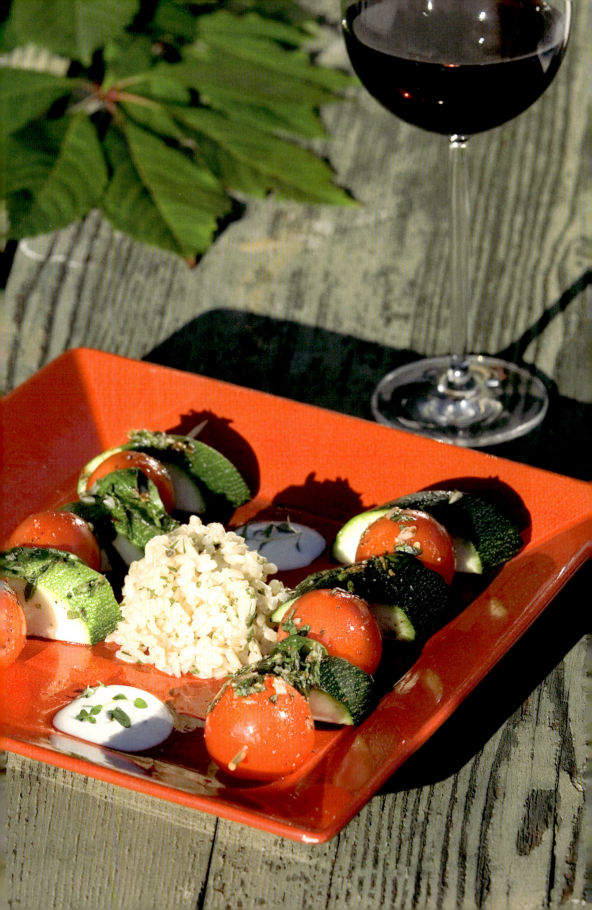

Gemüsespießchen auf Naturreis

Zutaten (2 Portionen)

8-10 Cocktailtomaten
1 Zucchini
8 größere Basilikumblätter
1 EL Olivenöl
Knoblauch
Salz, Pfeffer frisch gemahlen
Paprika, Thymian, Rosmarin
2 EL geriebener Käse oder Schafskäse gewürfelt
100g Naturreis
Schaschlikspieße

Zubereitung

➤ Naturreis in 250ml Wasser ca. 45 Minuten kochen.

➤ Aus Gewürzen, Kräutern und Öl eine Marinade rühren.

➤ Zucchini, Tomaten und Basilikum waschen.

➤ Zucchini vierteln, in gleich große Stücke schneiden, salzen. Die Zucchinistücke abwechselnd mit den Basilikumblättern und den Tomaten auf die Schaschlik-Spieße stecken.

➤ Spieße mit der Marinade bepinseln und etwas durchziehen lassen.

➤ In einer heissen, beschichteten Pfanne von allen Seiten braten.

➤ Gemüsespießchen mit Reis anrichten und dem Käse bestreuen.

➤ Einen Dip dazu reichen, oder mit Tomaten- oder Käsesoße ergänzen, wenn die Gewichtsabnahme nicht so im Vordergrund steht.

Info

Ein leichtes, mediterranes Gericht, gut mit Fisch, Fleisch und Tofu zu kombinieren.

Einfach in der Zubereitung, lässt sich dieses Gericht gut vorbereiten, vor allem wenn die Spießchen in eine Auflaufform gelegt werden; dann muss man sie nur noch im heißen Backrohr garen.

Pro Portion: ca. 298 kcal, 9g E, 11g F, 42g KH, GL: 19

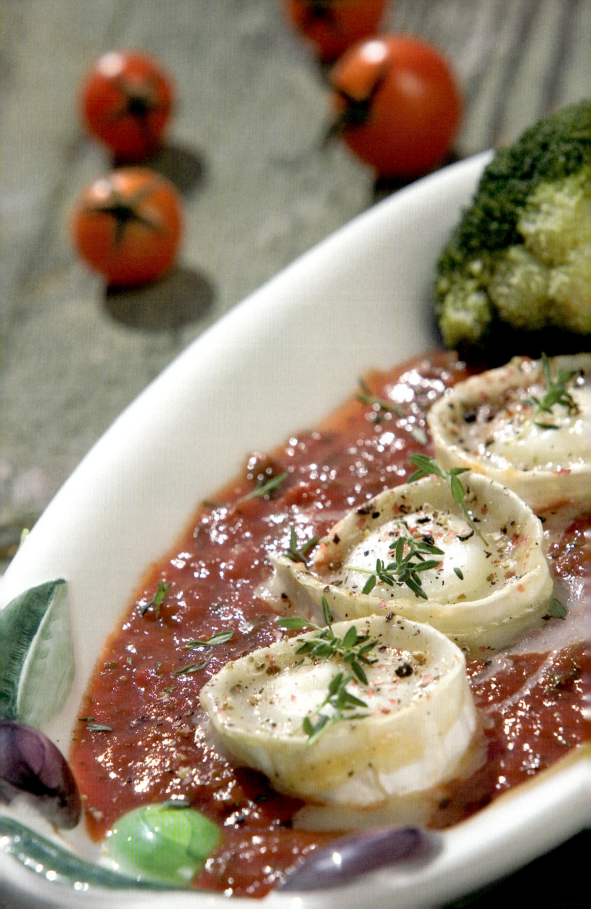

Überbackener Ziegenkäse auf Tomaten-Soße

Zutaten (2 Portionen)

1 Zwiebel
¼ Liter Tomatenpüree
2 EL Tomatenmark
Kräuter (Basilikum, Rosmarin,
Thymian, Petersilie)
2 EL Olivenöl
4 kleine runde feste Ziegenkäse
Knoblauch nach Geschmack
Salz, bunter Pfeffer aus der Mühle
Tabasco
etwas Agavendicksaft

Zubereitung

➤ Ofen auf 220 °C vorheizen.

➤ Zwiebel würfeln, in 1 EL Olivenöl goldgelb braten, zerdrückten Knoblauch hinzufügen, mitschmoren lassen. Tomatenpüree mit dem Tomatenmark dazugeben, ca. 10 Minuten leise köcheln lassen.

➤ Gehackte Kräuter dazugeben, mit Salz, Tabasco und Agavendicksaft würzig abschmecken, warm stellen.

➤ Ziegenkäse in eine kleine, leicht geölte Auflaufform legen, mit etwas Olivenöl beträufeln.

➤ Im heißen Backofen ca. 8-10 Minuten überbacken. Mit buntem Pfeffer aus der Mühle bestreuen, mit Thymian oder Rosmarinzweig dekorativ auf der Kräuter-Tomaten-soße anrichten.

Info

Ein vitalstoffreiches, farblich sehr ansprechendes Gericht, das durch seine schnelle und unkomplizierte Zubereitung besticht.

Bei Zeitmangel fertige Tomaten-sauce aus dem Glas nehmen, mit frischen Kräutern aufwerten.

Statt Ziegenkäse kann Schafsfeta verwendet werden.

Je 50 g (Rohgewicht) Vollkornnudeln, Naturreis, 1-2 Scheiben Eiweißbrot oder 2 Stück Vollkorn-Baguette dazu.

Es können auch Nudeln aus Linsen oder Kichererbsen dazu genossen werden, diese enthalten ein Drittel weniger Kohlenhydrate als normale Nudeln.

Pro Portion: ca. 414 kcal, 23g E, 31g F, 9g KH, GL: 2

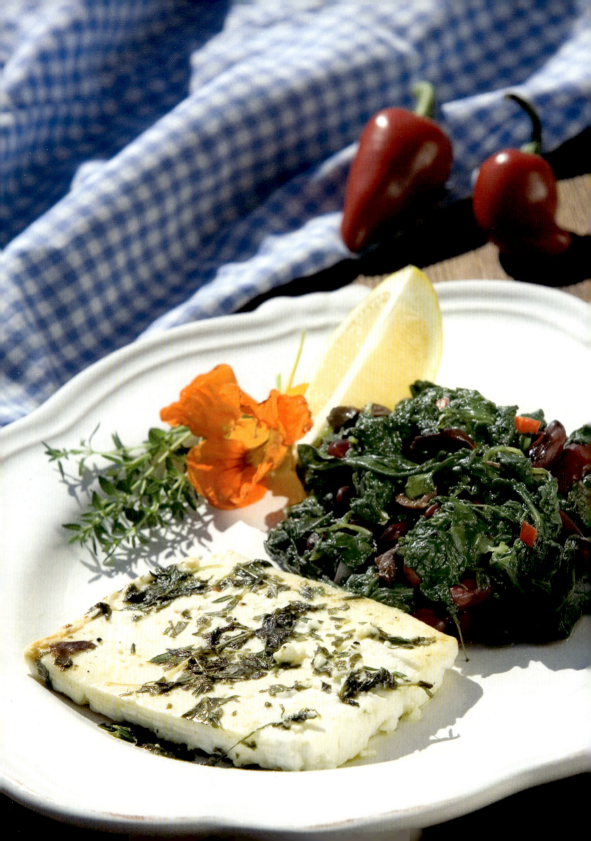

Blattspinat mit Bohnen und Fetakäse

Zutaten (1 Person)

1 Scheibe Fetakäse (ca. 100g)
150-200g Blattspinat
½ rote Zwiebel, Stück Chilischote
Knoblauch nach Geschmack
1 EL Olivenöl
1 EL Zitronensaft
1 TL entsteinte schwarze Oliven
1 EL rote gekochte Bohnen aus der
Dose (Rest als Salat verwenden)
einige Blätter Basilikum
ein Zweig Thymian
Salz, Peffer, Muskat

Zubereitung

➤ Halbe Menge Olivenöl mit Zitronensaft mischen, Kräuter klein schneiden, dazugeben, den Fetakäse darin wenden und marinieren. Oliven halbieren und Chilischote klein würfeln.

➤ Spinat waschen, tropfnass in einem Topf zusammenfallen lassen. TK-Spinat nach Packungsanweisung garen.

➤ Zwiebel und Knoblauch schälen und hacken, in dem restlichen Öl mit den Chiliwürfeln anbraten.

➤ Rote Bohnen abtropfen lassen, zusammen mit dem Spinat zu den Zwiebeln in die Pfanne geben.

➤ Oliven hinzufügen, das Ganze mit Salz, Pfeffer, Muskat und etwas Agavendicksaft abschmecken.

➤ Eine beschichtete Pfanne heiß werden lassen, den marinierten Käse darin einige Minuten braten. Mit dem Gemüse und frischen Kräutern anrichten.

Info

Die Aminosäuren aus den Bohnen ergänzen sich ideal mit dem Milcheiweiß im Käse.

Dazu Salat und einen Joghurt-Kräuter-Dip reichen. Ein ideales Gericht der Intensivstufe.

Variationen

Statt Fetakäse kann man festen Ziegenkäse verwenden.

Statt Spinat passen auch Mangold oder grüne Bohnen, ergänzt durch Tomate.

Pro Portion: ca. 473 kcal, 26g E, 37g F, 9g KH, GL: 3

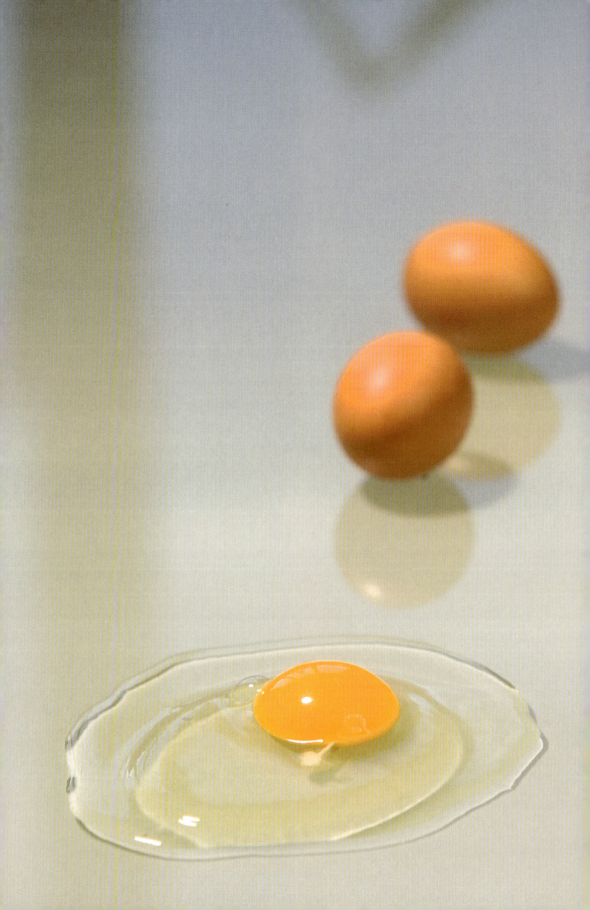

Da lachen ja die Hühner

Ob gebacken, gerührt oder gebraten – Eier schmecken einfach köstlich.

Und vieles lässt sich aus ihnen schmackhaft zubereiten, sie sind ideal für die schnelle Küche und außerdem gesund und nahrhaft.

Ein Blick hinter die Schale

Eier haben eine hohe biologische Wertigkeit, d.h. sie enthalten alle essentiellen Aminosäuren und ergänzen sich ideal mit Kartoffeln.

Dazu enthalten sie reichlich Vitamin B 12 und Eisen – wichtig für die Blutbildung und die Sauerstoffversorgung – und einen hohen Anteil an Lezithin, dieses hemmt die Aufnahme des schlechten Cholesterins durch die Darmschleimhaut ins Blut. Es regt den Gehirnstoffwechsel an, stärkt die Nerven und hilft bei Stress.

Das „böse" Cholesterin

Keine Angst vor dem hohen Cholesteringehalt! Ein Eigelb deckt zwar fast den Tagesbedarf an Cholesterin, aber der Körper regelt die Zufuhr durch Eigensynthese; d.h. bei ausreichender Zufuhr von außen reduziert oder erhöht er je nach Bedarf die Produktion von körpereigenem Cholesterin.

Mittlerweile sind Eier – was ihre negative Bewertung betrifft – rehabilitiert und das mit Recht.

Nichts deutet (mehr) darauf hin, dass sich Eier negativ auf den Cholesterinspiegel oder die Herzgesundheit auswirken.

Eier und Qualität

Eier aus ökologischer Haltung (EU Kontrollnummer „0") sind nicht nur wegen des besseren Geschmacks, sondern auch aus Gründen von Tier- und Umweltschutz und der Gesundheit zu bevorzugen.

Der Preis, der seit langen Jahren fast gleich ist, kann nur durch tierquälerische Massentierhaltung aufrecht gehalten werden.

Lagerung und Vorratshaltung

Eier halten sich je nach Legedatum 1-2 Wochen ungekühlt, ab dann im Kühlschrank lagern.

Rohe Eimasse lässt sich 1-2 Monate auch Einfrieren.

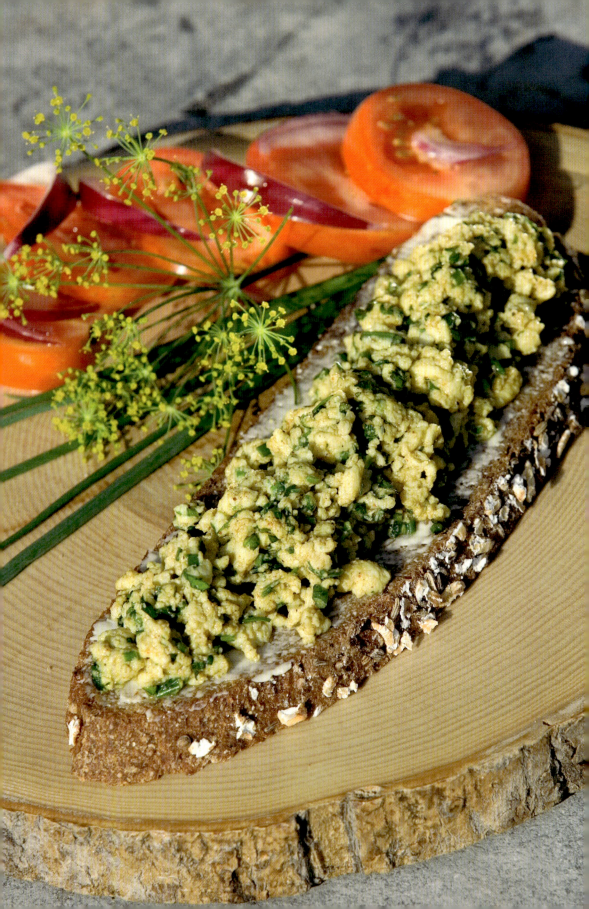

Kräuter-Rührei auf Vollkornbrot

Zutaten (1 Portion)

2 Eier
1 TL Rapsöl
2 Tomaten, Salatblatt,
rote Zwiebelringe
1 Scheibe herzhaftes Vollkornbrot
leicht gebuttert
Salz, Pfeffer aus der Mühle
1 EL Spezial-Vinaigrette für den
Tomatensalat, Schnittlauch,
Petersilie, Dill

Zubereitung

➤ Schnittlauch in feine Ringe schneiden, Petersilie und Dill fein hacken, etwas zum Garnieren übrig lassen.
➤ Eier mit Salz, Pfeffer und den Kräutern verquirlen.
➤ Rapsöl in einer möglichst beschichteten Pfanne erhitzen, Rührei bei schwacher Hitze stocken lassen.
➤ Tomaten in Scheiben schneiden, Spezial-Vinaigrette darüber träufeln.
➤ Rührei auf dem leicht gebutterten Brot verteilen, mit den Zwiebelringen dekorieren.
➤ Mit Tomatensalat, Salatblatt und restlichen Kräutern hübsch anrichten.

Variationen

Ohne Brot, mit mehr Salat eignet sich das Kräuter-Rührei innerhalb der Intensivstufe.

Kerniges Eiweißbrot oder Dinkelfladen aus dem Kochbuch als Alternative verwenden.

Geschmorte Pilze und/oder rote gegarte Paprikawürfel mit Zwiebelwürfeln als Variation an das Rührei geben.

Pro Portion: ca. 381 kcal, 19g E, 22g F, 26g KH, GL: 10

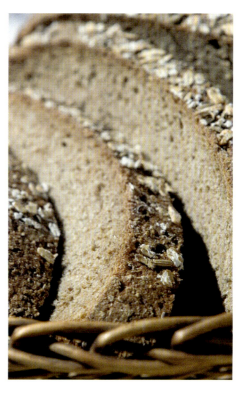

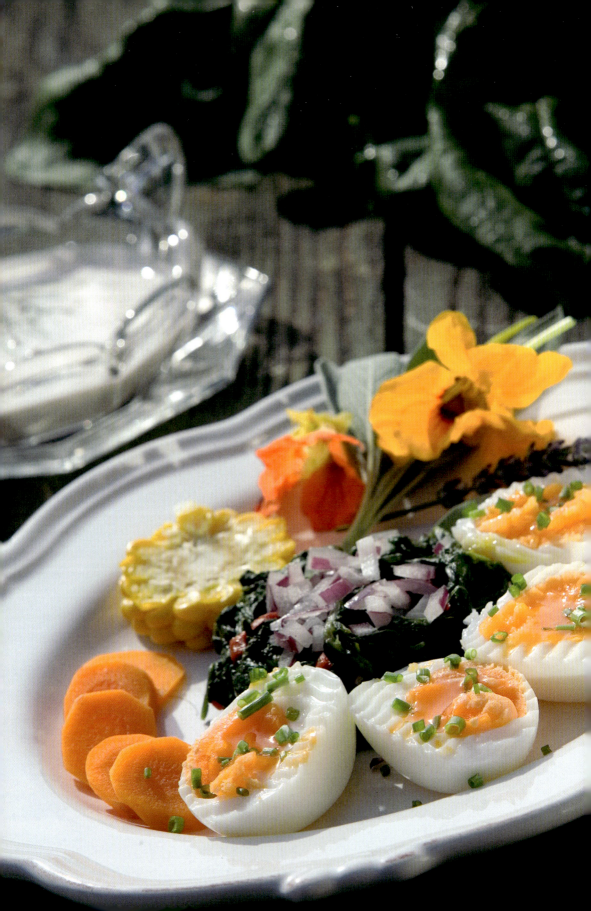

Blattspinat mit wachsweichen Eiern

Zutaten (1 Portion)

150g Blattspinat frisch oder TK
½ kleine Zwiebel
Muskat, Kräutersalz
Pfeffer aus der Mühle
Knoblauch nach Geschmack
1 TL Butter
2 Eier
Schnittlauch
Kräuter zur Dekoration

Zubereitung

➤ Spinat gründlich waschen, grobe Stiele entfernen, tropfnass in einen heißen Topf geben, zusammenfallen lassen. Tiefkühlspinat nach Anweisung garen.

➤ Zwiebel klein würfeln, Knoblauch auspressen, in der Butter andünsten.

➤ Blanchierten Spinat oder gegarten TK-Spinat dazugeben, mit den Gewürzen abschmecken.

➤ Dazwischen die Eier in ca. 8 Minuten wachsweich kochen, halbieren, auf dem Spinat anrichten, mit dem Schnittlauch bestreuen.

Info

Dazu passt Radieschen-Kresse-Dip, Salsa Verde oder Zwiebel-Kapern-Dip. (s. Rezepte S. 56/58)

Nicht lange warm halten, durch den hohen Nitratgehalt von Spinat kann eine negative Umwandlung in das krebserzeugende Nitrit erfolgen.

Die Zugabe von Vitamin C zum Gericht, enthalten z.B. in frischen Kräutern oder in Zitronensaft, reduziert den Nitratgehalt.

Variationen

Mit gegarten Kichererbsen, Zitronenschale und Kreuzkümmel bekommt der Spinat eine orientalische Geschmacksnote.

Oder eine abgezogene Tomate und 50g Mozzarella klein gewürfelt darunter mischen, dazu Pinienkerne ohne Fett goldbraun rösten, über den gegarten Spinat streuen.

Zwei bis drei kleine Pellkartoffeln ergänzen dieses Gericht innerhalb der Vitalstoff-Ernährung.

Pro Portion: ca. 222 kcal, 17g E, 16g F, 3g KH, GL: 0

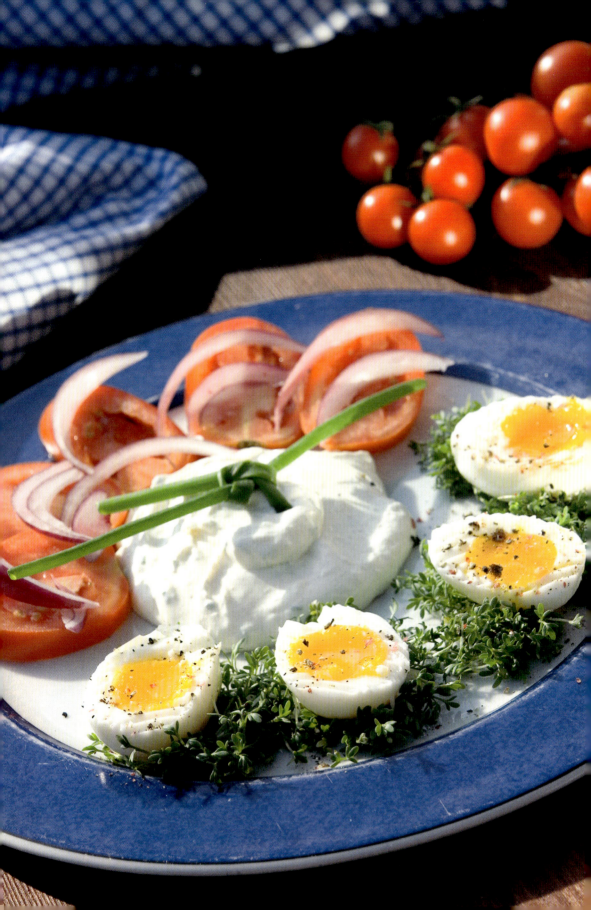

Eier auf Meerrettich-Frischkäse-Soße

Zutaten (1 Portion)

2 Eier
100g Frischkäse
2 EL Milch oder Wasser
1 TL Meerrettich (ungeschwefelt)
1 Tomate
Salz, Pfeffer aus der Mühle
etwas Zitronensaft
Kresse vom Beet oder sonstige Kräuter

Zubereitung

➤ Frischkäse mit Milch oder Wasser glatt rühren.

➤ Mit Meerrettich, Zitronensaft, Salz und Pfeffer abschmecken.

➤ Tomate in Scheiben und Kresse vom Beet schneiden.

➤ Eier in etwa 8 Minuten wachsweich kochen.

➤ In der Zwischenzeit die Frischkäsesoße mit den Tomatenscheiben und der Kresse auf einen Teller geben.

➤ Eier abschrecken, schälen, halbieren, mit der Soße anrichten.

Info

Dieses Gericht kann als Mittagessen durch Beigabe von Gemüse ergänzt werden, z.B. Zucchini, Karotten, grüne Bohnen, je nach Saison.

Zwei bis drei kleine Pellkartoffeln oder gebackene Sesamkartoffeln passen dann gut dazu, wenn die Gewichtsabnahme nicht so im Vordergrund steht.

Als leichtes, eiweißreiches Abendessen ohne Beilage, mit mehr Salat oder Gemüse genießen.

Variationen

Statt Meerrettich kann Senf verwendet, die Kräuter können beliebig variiert werden.

Die Frischkäsesoße kann auch warm gemacht werden, dann nicht kochen lassen, flockt sonst aus.

Statt Frischkäse kann Quark oder Ricotta verwendet werden.

Pro Portion: ca. 335 kcal, 29g E, 20g F, 9g KH, GL: 1

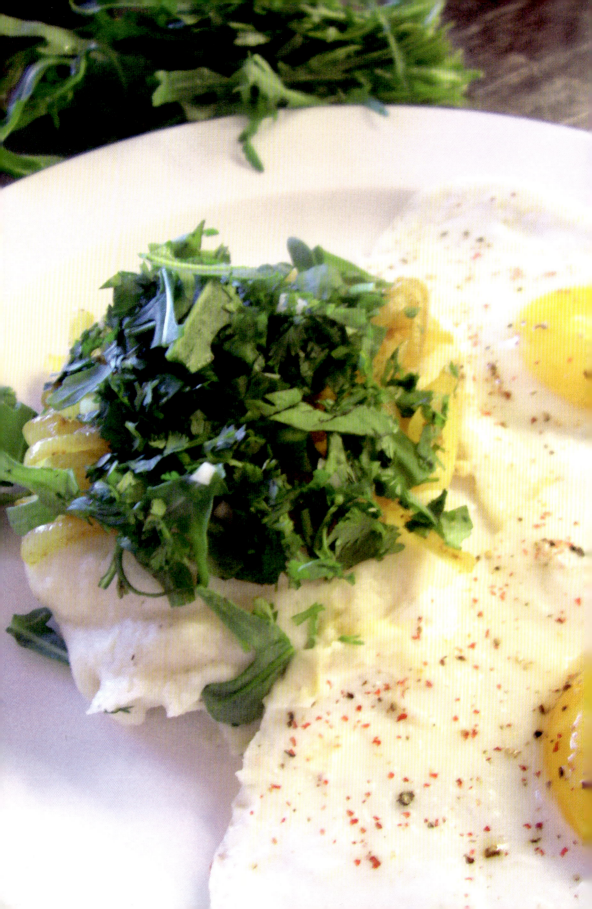

Spiegeleier auf Püree aus Petersilienwurzel mit Curry-Zwiebeln und Ruccola

Zutaten (2 Portion)

400g Petersilienwurzeln, ergeben 330g küchenfertige Ware
ca. 150ml Gemüsebrühe oder Wasser mit etwas gekörnter Brühe
50ml Sojacreme neutral
150g (weiße) Zwiebeln
2 EL Rapsöl
Salz, Muskat
1 gestrichenen TL Currypulver
½ Hand voll Ruccola
4 Eier

Zubereitung

➤ Petersilienwurzeln waschen, schälen, in kleine Stücke schneiden und in der Gemüsebrühe ca. 20 Minuten dünsten.

➤ Zwiebeln schälen, in nicht zu dünne halbe oder ganze Ringe schneiden, in 1 EL Öl goldgelb braten. Mit dem Currypulver bestäuben, salzen (nicht mehr braten, der Curry wird sonst bitter), warm stellen. Kräuter und Ruccola waschen und hacken.

➤ Das Gemüse in ein Sieb schütten (Garflüssigkeit auffangen), mit dem Pürierstab mixen. Sojacreme erhitzen und mit dem Schneebesen unter das heiße Püree rühren, evtl. Garflüssigkeit je nach gewünschter Konsistenz zugeben, mit Salz, Pfeffer und Muskat abschmecken, warm stellen.

➤ Eier im restlichen Öl in der Pfanne braten. Auf einem Teller das Gemüsepüree mit Curry-Zwiebeln, Ruccola und Eiern dekorativ anrichten.

Info

Das basische Gemüsepüree ersetzt ideal das klassische Kartoffelpüree, ohne den Blutzuckerspiegel zu belasten.

Variationen

Statt Petersilienwurzel passt Kürbis, Wirsing oder Broccoli.

Fisch, Fleisch oder gebratene Tofuwürfel sind eine gute Alternative zu den Eiern.

Statt Ruccola passen klein geschnittene Frühlingszwiebeln.

Pro Portion: ca. 370 kcal, 24g E, 23g F, 17g KH, GL: 3

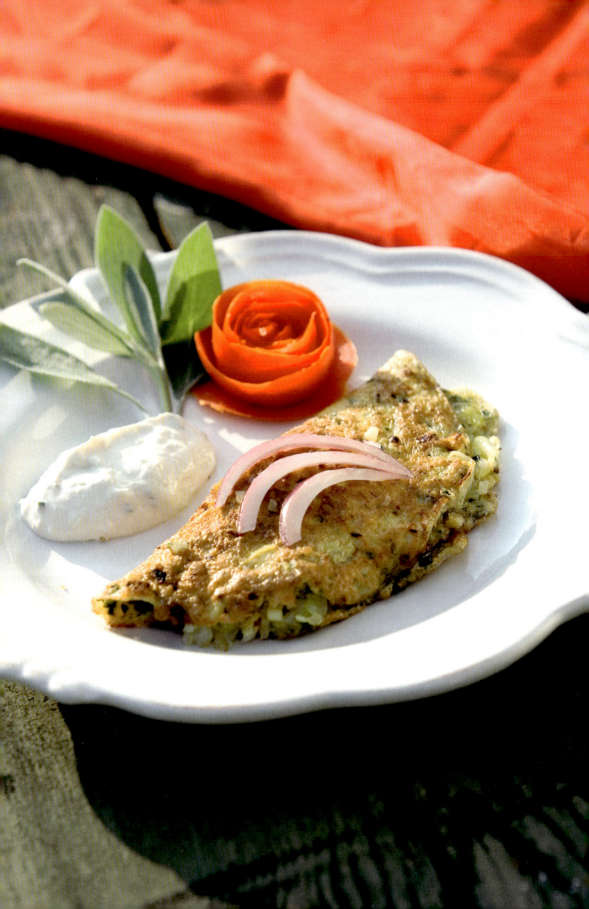

Lauch-Käse-Omelett

Zutaten (1 Portion)

2 Eier
eine Stange Lauch
1 EL Reibkäse
¼ Zwiebel
Salz, Pfeffer aus der Mühle
Thymian frisch oder getrocknet
1 TL natives Kokosfett
Salatblatt und Tomate zur Garnitur

Zubereitung

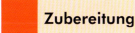 Lauchstange längs aufschneiden und waschen.

➤ Nur das Helle vom Lauch in feine Streifen schneiden, Zwiebel klein würfeln.

➤ Die halbe Menge Kokosfett in einer Pfanne erhitzen, Zwiebel und Lauch dazugeben und ca. 5-10 Minuten andünsten. Mit Salz, Pfeffer und Thymian würzen, aus der Pfanne nehmen und warm stellen.

➤ Die Eier mit dem Käse verquirlen, salzen, pfeffern, restliches Kokosfett in die Pfanne geben, erhitzen, die Eier in die Pfanne gießen und stocken lassen.

➤ Omelett wenden, mit der Gemüsemischung füllen, zusammenklappen und warm stellen.

 In der Zwischenzeit einen Teller mit Salatblatt und Tomatenachteln vorbereiten, mit vorhandenen Kräutern dekorieren.

➤ Omelett darauf anrichten, etwas Pfeffer darüber mahlen.

➤ Zuletzt ein Klacks Naturjoghurt oder Dip und rote Zwiebelringe zur Dekoration.

Info

Dieses attraktive Gericht sättigt nachhaltig, lässt sich schnell zubereiten mit Gemüse, Salate und Dips (Rezept S. 62/63) gut ergänzen.

Das Kokosfett lässt sich gut erhitzen und bringt viele wertvolle Inhaltsstoffe mit.

Die Eier bestechen mit ihren wertvollen Inhaltsstoffen und ihrer hohen biologischen Wertigkeit.

Variationen

Lauch kann durch klein gewürfelte Zucchini, Pilze oder Blattspinat, Thymian durch Basilikum oder Petersilie ersetzt werden.

Pro Portion: ca. 293 kcal, 18g E, 23g F, 4g KH, GL: 0

Fisch und Fleischgerichte

Die Fatburner!

Hochwertiges Eiweiß, Vitamine, Mineralstoffe und vieles Nützliche mehr bieten uns Fleisch und Fisch. Essen Sie ein- bis zweimal pro Woche Fleisch aus artgerechter Tierhaltung. Fisch darf ruhig öfters auf den Tisch kommen. Er kann nicht nur sehr schmackhaft und raffiniert zubereitet werden, sondern liefert darüber hinaus wertvolles, leicht verdauliches Eiweiß und lebenswichtige Omega-3-Fettsäuren. Sie können also getrost auch fettere Arten wie Lachs, Hering, Makrele oder Thunfisch auf den Speiseplan setzen, dabei auf nachhaltigen Fischfang achten. Geben Sie duftendes Olivenöl und frisches Gemüse dazu und Sie haben im Handumdrehen eine köstliche, schlanke Mahlzeit.

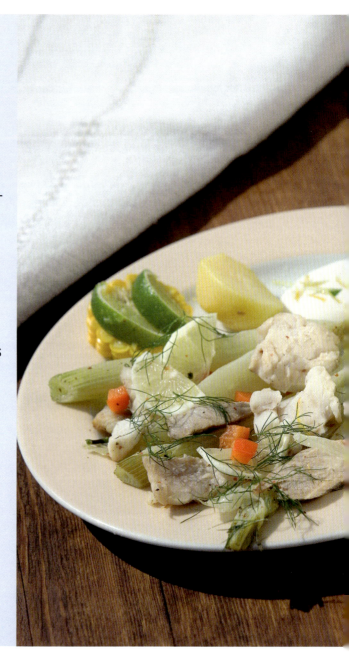

Fischfilet auf Fenchelgemüse

Zutaten (2 Portionen)

2 Fischfilets z.B. Heilbutt oder
Steinbutt, je ca. 150g
2 Fenchelknollen
1 EL Olivenöl
Saft und Schale einer Zitrone
150ml Fischfond (Glas) oder
Gemüsebrühe für die Soße
1 gestrichener TL Speisestärke
1 EL Weißwein
2 EL Sahne
Salz, weißer Pfeffer
1 TL Agavendicksaft
1 Tomate, Kräuter gemischt für die
Soße

Zubereitung

➤ Backofen auf 180 °C vorheizen.
➤ Fischfilets waschen, trocken tupfen, mit der Hälfte des Zitronensafts beträufeln, salzen, pfeffern, kühl stellen. Tomate häuten, entkernen, würfeln, Kräuter hacken.
➤ Fenchelknollen waschen, putzen, längs in ca. ½ cm dicke Scheiben schneiden, in kochendem Salzwasser 10 Minuten vorgaren und gut abtropfen lassen.
➤ Fenchelscheiben nebeneinander in eine passende Auflaufform legen. Fischfilets obenauf geben, mit dem Olivenöl und etwas Fischfond beträufeln, im Backofen ca. 10 Minuten garen.
➤ Etwas vom Fischfond oder der Gemüsebrühe zum Anrühren der Speisestärke verwenden, mit der restlichen Flüssigkeit aufkochen lassen.
➤ Weißwein, Zitronenschale und Saft mit der Sahne zugeben, mit Salz, weißem Pfeffer, Kräutern und Agavendicksaft abschmecken.
➤ Den Fisch mit der Soße, Zitronenscheiben und den Tomatenwürfeln anrichten.

Info

Dieses Gericht ist ein ideales Gästeessen, das sich gut vorbereiten lässt. Durch die schonende Zubereitung als leichtes Abendessen geeignet.
Dazu 2-3 Kartoffeln reichen.

Innerhalb der Intensivstufe passen Kürbis, Karotten, rote Paprika farblich gut dazu.

Variationen

Fenchel kann durch Zucchini ersetzt werden (dann nicht vorgaren).

Pro Portion: ca. 259 kcal, 34g E, 8g F, 12g KH, GL: 5

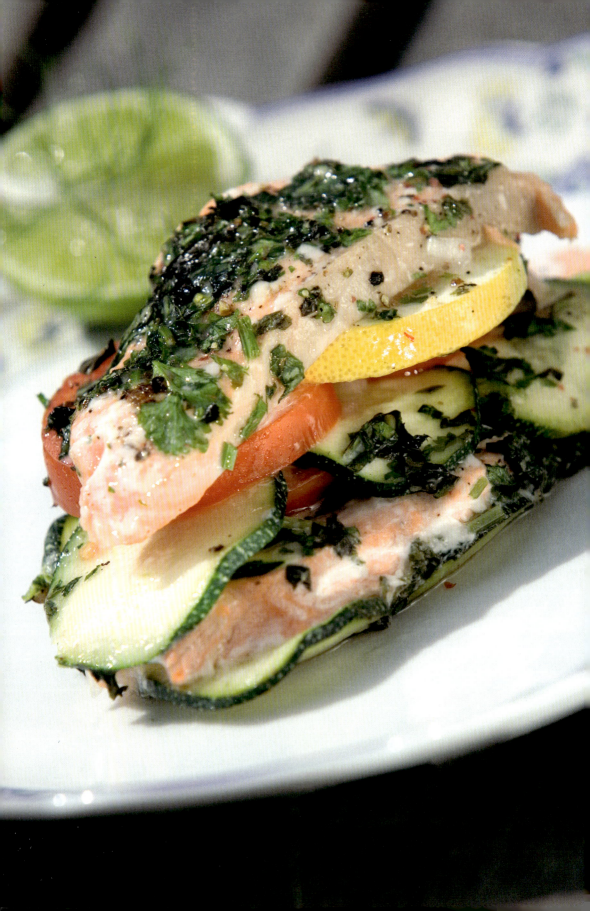

Fischfilet im Aromapäckchen

Zutaten (1 Portion)

150g Fischfilet, z.B. Lachs
1 Tomate
½ kleine Zucchini
4 Zitronenscheiben (geschält)
Petersilie, Basilikum, Thymian
1 EL Olivenöl
1 TL Zitronensaft
Salz, Pfeffer aus der Mühle
1 Bogen Backtrennpapier (30x20)
Kräuter und Zitrone zur Garnitur

Zubereitung

➤ Gemüse waschen, in Scheiben schneiden, Zucchini eher dünn aufschneiden oder hobeln, leicht salzen und pfeffern.

➤ Kräuter waschen, trocken tupfen und hacken.

➤ Fischfilet waschen, trocken tupfen und längs halbieren.

➤ Mit Zitronensaft beträufeln, salzen, pfeffern.

➤ Das Pergamentpapier mit etwas Öl bepinseln. Den Fisch mit Gemüse, Zitronenscheiben und den Kräutern abwechselnd mittig aufschichten, mit dem Olivenöl beträufeln, das Päckchen fest verschließen.

➤ Auf ein Backblech, oder in eine Auflaufform setzen, im vorgeheizten Backofen bei 180 °C (Umluft 160 °C) etwa 10 Minuten garen.

➤ Im Pergament servieren und erst bei Tisch öffnen. Mit Kräutern und Zitronenscheiben dekorieren.

Info

Das köstlich duftende Fischgericht ist ein Genuss für Auge und Gaumen und ein attraktives Gericht für Gäste.
Die Päckchen lassen sich gut in größerer Menge im Voraus zubereiten, bei Bedarf nur noch ins heiße Rohr schieben.
Dazu beliebiges Gemüse, Salat und z.B. einen Senf-Joghurt-Dip reichen.

Variationen

Die Fischfilets lassen sich auf vielerlei Arten variieren.

Statt Zucchini passt auch blanchierter Blattspinat, oder kurz vorgegarter grüner Spargel.

Pro Portion: ca. 355 kcal, 32g E, 24g F, 3g KH, GL: 1

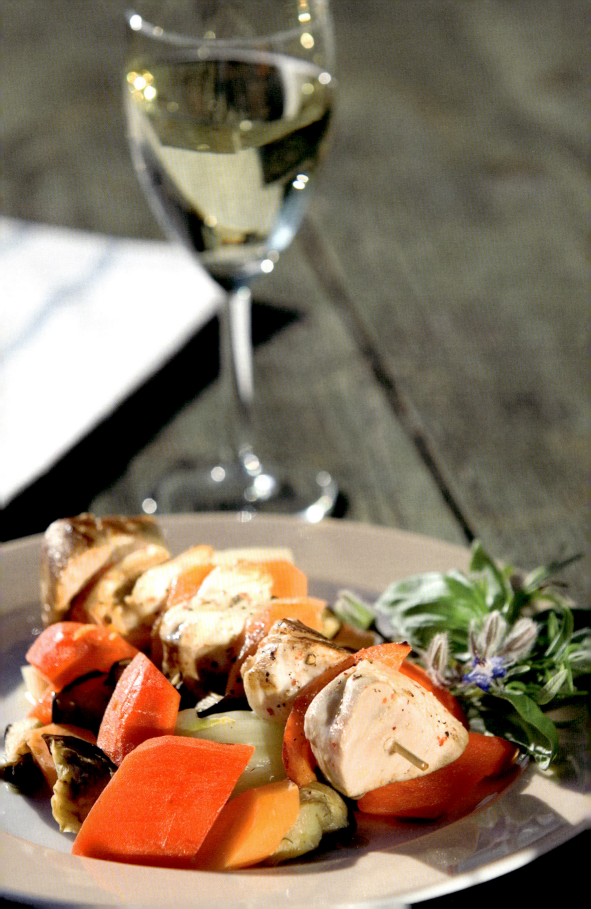

Fischspieß auf buntem Gemüse

Zutaten (1 Portion)

150g festes Fischfilet gewürfelt, z.B. Lachs oder Seeteufel
Basilikum, Dill, frische Petersilie
Saft und Schale einer ½ Zitrone
1 TL Olivenöl
100ml Gemüsebrühe
2 EL Reis- oder Hafercuisine
1 TL Tomatenmark
200g buntes Gemüse nach Wahl
Holzspieß oder starken holzigen Rosmarinzweig
Salz, Pfeffer aus der Mühle
frische Käuter und Zitrone zur Dekoration

Zubereitung

➤ Kräuter hacken, Zitrone abreiben und auspressen.

➤ Fisch mit Zitronensaft und Schale und den Kräutern marinieren.

➤ Gemüse putzen, in gleich große Stücke schneiden, in etwas Gemüsebrühe garen und warmstellen.

➤ In der Zwischenzeit den marinierten Fisch auf einen Holzspieß oder abgezogenen Rosmarinzweig spießen, salzen, Pfeffer aus der Mühle darüber mahlen.

➤ In einer beschichteten Pfanne in dem heißen Olivenöl von beiden Seiten kurz braten, herausnehmen und bis zur Verwendung warm stellen.

➤ Den restlichen Fond vom Gemüse in die Pfanne geben, aufkochen lassen, Reis- oder Hafercuisine zugeben, mit Tomatenmark, Salz und Pfeffer abschmekken, nicht mehr kochen lassen.

➤ Spieß auf dem bunten Gemüse anrichten, mit einem Kräutersträußchen, Zitronenachtel und der Soße anrichten.

Info

Dieses edle Fischgericht beeindruckt durch seine Optik, ist einfach herzustellen und läßt sich gut vorbereiten. Ein ideales Gästeessen!

Evtl. eine kleine Portion Hartweizen- oder Vollkornnudeln oder Naturreis dazu reichen. Als Eiweißmahlzeit mit mehr Gemüse oder Salat und etwas Butter ergänzen.

Pro Portion: ca.362 kcal, 32g E, 22g F, 12g KH, GL: 1

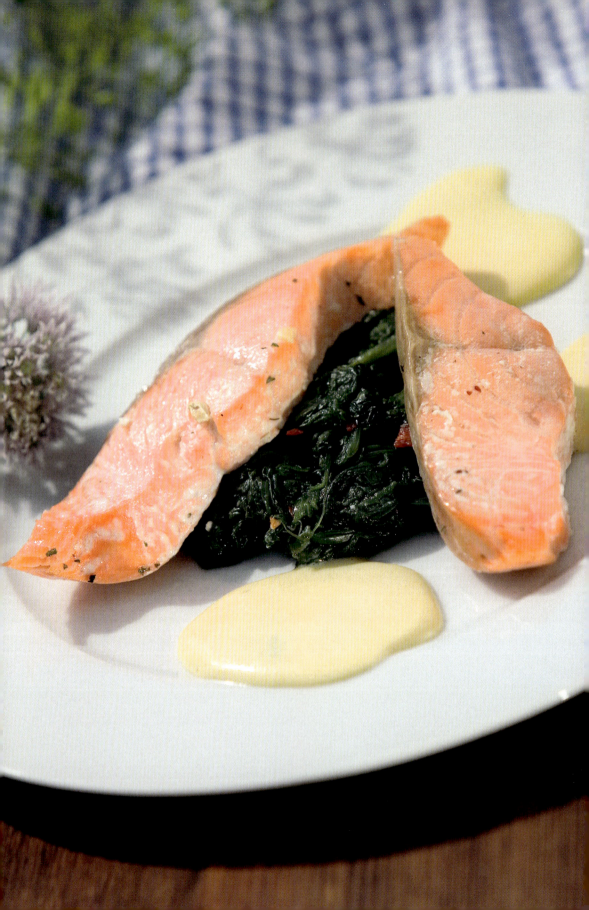

Pochierter Lachs auf Blattspinat mit Senf-Joghurt-Schaum

Zutaten (2 Portionen)

300g Lachsfilet (Bio)
Saft einer ½ Zitrone
125ml Fischfond (Glas) oder
Gemüsebrühe
½ Zwiebel
300g Blattspinat, frisch oder TK
1 EL Olivenöl
Knoblauch
Meersalz, Pfeffer, Muskat
Senf-Joghurt-Schaum:
2 Eigelb
100g Naturjoghurt
1 TL Dijonsenf
½ TL abgeriebene Zitronenschale
1 TL Agavendicksaft

Zubereitung

➤ Lachs waschen, trocken tupfen, mit der Hälfte des Zitronensafts beträufeln, salzen und pfeffern (Tiefkühlfisch auftauen lassen).
➤ Backofen auf 180 °C vorheizen, den Fischfond oder Gemüsebrühe in eine feuerfeste Form gießen, den Fisch dazugeben. Im Ofen ca. 10 Minuten pochieren.
➤ Inzwischen den Spinat waschen und verlesen. Knoblauch auspressen, Zwiebel fein würfeln, im Öl glasig dünsten.
➤ Spinat tropfnass dazugeben, zusammenfallen lassen, mit Salz, Pfeffer und Muskat kräftig abschmecken. Tiefkühlspinat nach Anweisung garen, würzen.
➤ <u>Für die Soße</u> die Eigelbe mit Joghurt und Senf im heißen Wasserbad schaumig aufschlagen. Mit Salz, Pfeffer, Zitronenschale und etwas Agavendicksaft abschmecken.
➤ Lachs aus dem Sud heben, mit Spinat und Senf-Joghurt-Schaum anrichten (Sud anderweitig verwenden).

Info

Wertvolles Fischeiweiß ergänzt sich mit den Omega-3-Fettsäuren im Lachs zu einem idealen Gericht der Intensivstufe.
Die Soße überzeugt durch ihre, an Hollandaise erinnernde Konsistenz, nur ist sie wesentlich leichter und weniger fetthaltig.

Variationen

Lachsfilet kann durch verschiedene andere Fischfilets ersetzt werden. Statt Senf ist Meerrettich geeignet. Die Soße passt auch zu anderen Gerichten, z.B. zu gekochten Eiern oder einer Gemüseplatte.

Pro Portion: ca. 471 kcal, 39g E, 32g F, 6g KH, GL: 1

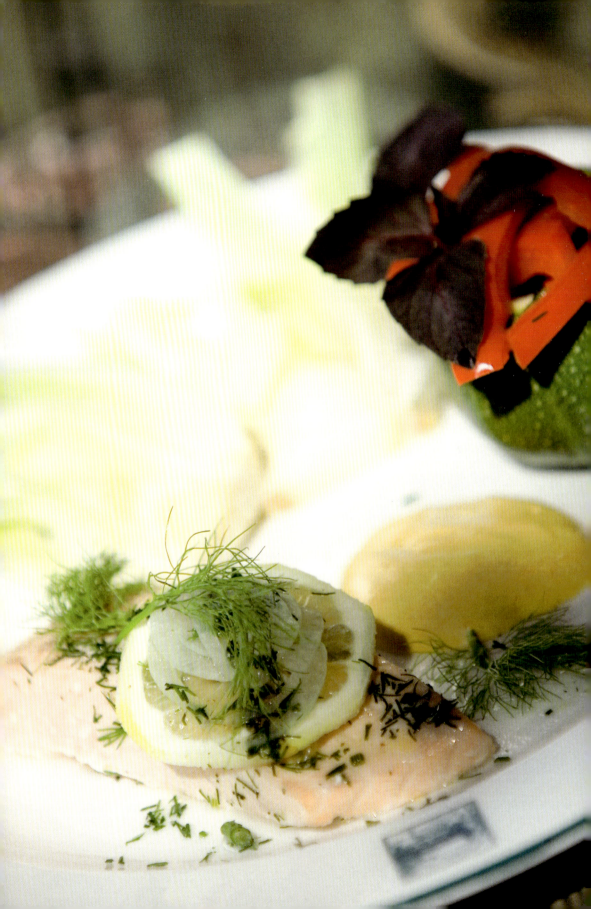

Zitronen-Lachs auf Gemüsebett mit Dillsauce

Zutaten (2 Portionen)

300g (Bio) Lachsfilet frisch, oder Tiefkühlware
1 unbehandelte Zitrone
1 Zwiebel
2 EL Olivenöl, 2 EL Weißwein oder Zitronensaft
Meersalz, (bunter) Pfeffer aus der Mühle
300g gemischtes Gemüse je nach Saison, ca. $1/8$ l Gemüsebrühe zum Garen
Soße: 150g Sojacreme, 50ml Flüssigkeit vom Gemüse, Salz, weißer Pfeffer, ½ Bund Dill, Zitronenschale (vom Fischgericht), Apfeldicksaft

Zubereitung

➤ Lachs waschen, trocken tupfen (Tiefkühlfisch vorher kühl auftauen lassen), mit Meersalz und Pfeffer würzen.
➤ Dill waschen, abzupfen und kleinschneiden. Zwiebel in ganz feine Ringe schneiden oder hobeln, Zitrone waschen, Schale abreiben (für die Soße aufheben), dann in dünne Scheiben schneiden.
➤ Ofen auf 170 °C vorheizen, eine Auflaufform mit Zitronenscheiben und Zwiebelringen auslegen, etwas salzen.

Den Fisch darauf legen, Weißwein oder Zitronensaft mit Olivenöl mischen, über den Fisch träufeln. Im Ofen ca. 8-10 Minuten garen.
➤ Inzwischen das Gemüse waschen, schneiden, dünsten und würzen.
 ➤ Für die Soße: Sojacreme mit allen Zutaten verrühren, kalt oder warm (dann nicht kochen lassen), mit dem Schneebesen aufschlagen, zum Fisch reichen.
➤ Den Fisch auf dem Gemüse mit der Soße anrichten, mit Dill und bunten Pfeffer aus der Mühle bestreuen.

Info

Ein sehr leichtes, eiweißreiches und an wertvollen Omega-3-Fettsäuren reiches Gericht, bei dem der Fisch durch das Zwiebel-Zitronenbett saftig bleibt.
Dazu passen 2-3 kleine Kartoffeln.

Variationen

Fischfilet kann variiert werden, z.B. Seelachs, Seehecht, Barsch oder Talapiafilet.

Pro Portion: ca. 418 kcal, 28g E, 30g F, 7g KH, GL: 0,5

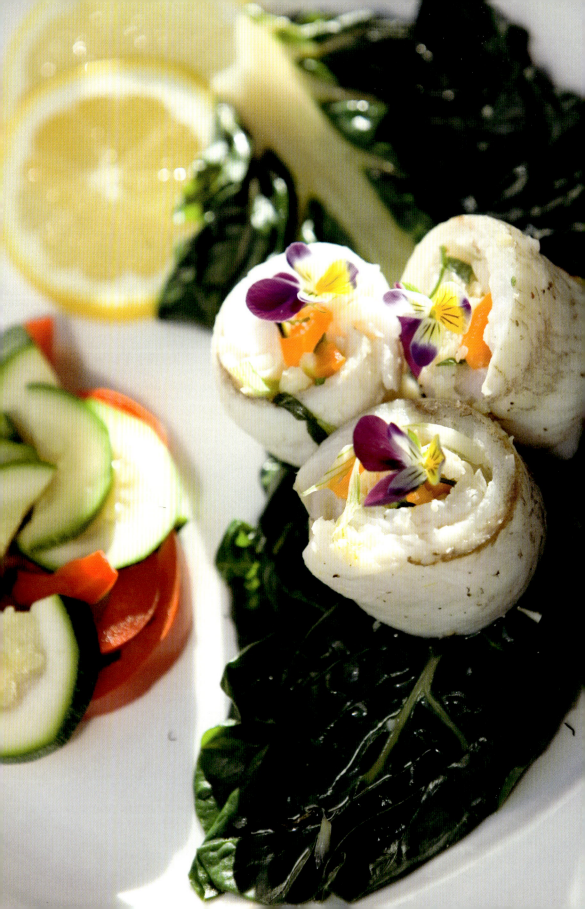

Fischröllchen auf Mangoldblatt

Zutaten (2 Portionen)

300g Fischfilet frisch oder TK
½ Zwiebel
¼ kleine Zucchini
je eine rote und gelbe Paprika
2 EL Olivenöl
2 EL Zitronensaft
1 EL Senf
Thymian, Basilikum, Petersilie
Meersalz, (bunter) Pfeffer
ca. 300g Mangold, oder jedes beliebige Gemüse nach Saison

Zubereitung

➤ Fisch waschen, trocken tupfen (TK-Fisch vorher kühl auftauen lassen), mit 1 EL Zitronensaft beträufeln, kühl stellen. Ofen auf 180° C vorheizen.

➤ Kräuter waschen, abtupfen und schneiden, Zwiebel klein würfeln. Paprika und Zucchini waschen, Paprika vierteln, entkernen und mit dem Sparschäler die harte Haut entfernen, zusammen mit der Zucchini in ganz kleine Würfel schneiden.

➤ Zwiebel und Paprika mit 1 EL Öl andünsten, Zucchiniwürfel zugeben und fertig garen. Mit Kräutern, Meersalz und Pfeffer abschmecken, etwas auskühlen lassen.

➤ Fischfilets mit dem Senf bestreichen, die Gemüsemischung darauf verteilen und mit der Hautseite nach innen aufrollen. Mit Zahnstochern feststecken und in eine gefettete Auflaufform aufrecht hineinstellen. Restlichen Zitronensaft und Olivenöl vermischen, die Röllchen damit bestreichen und im Ofen abgedeckt ca. 10 Minuten garen.

➤ Inzwischen das Gemüse waschen, schneiden, dünsten und würzen.

➤ Die Fischröllchen wie auf dem Bild auf einem Mangoldblatt anrichten, oder z.B. auf Blattspinat mit etwas Tomatensoße. Mit buntem Pfeffer aus der Mühle bestreuen.

Info

Ein an wertvollem Fischeiweiß und Vitalstoffen reiches Gericht. Leicht zuzubereiten und optisch sehr ansprechend, damit ist es ein ideales Gästeessen.

Als Fischfilet eignen sich eher dünne, längliche Fischfilets wie z.B. Schollenfilets, roter Trommler, Seehecht, Pangasius oder Talapiafilet.

Pro Portion: ca. 223 kcal, 26g E, 9g F, 11g KH, GL: 2

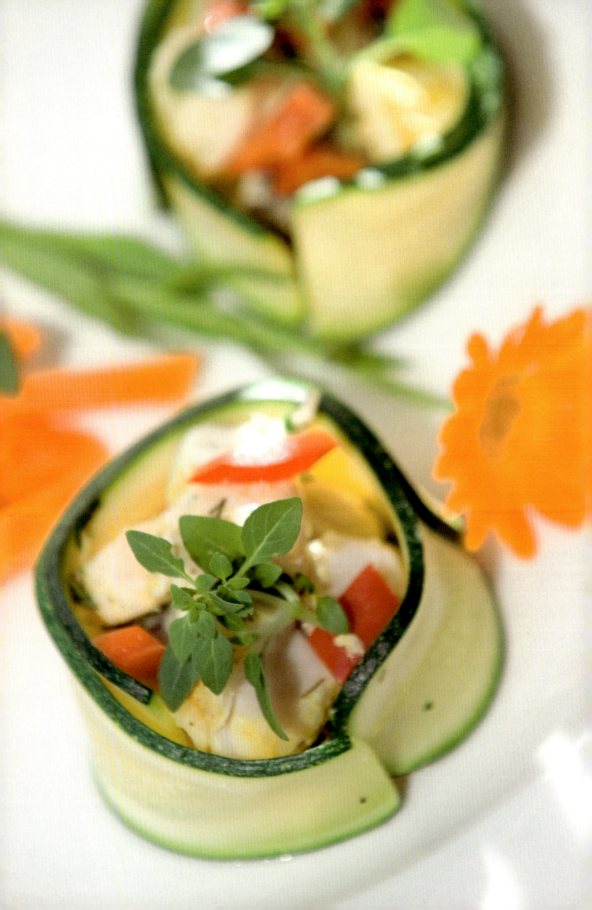

Fischragout mit Kräutern im Zucchinibett

Zutaten (2 Portionen)

200g gemischtes Fischfilet, evtl.
zwei Garnelen dazu
2cm frische rote Chilischote
½ Zwiebel
Saft und Schale einer ½ Zitrone
Petersilie, Minze, Basilikum,
Thymian, Knoblauch, Meersalz
1 EL Olivenöl
1 mittlere Zucchini für das Bett

Zubereitung

➤ Kräuter klein schneiden, Chilischote entkernen und mit der Zwiebel klein würfeln.

➤ Fischfilet waschen, trocken tupfen, in eher kleine Würfel schneiden, mit Zitronensaft beträufeln.

➤ Zitronenschale, Zwiebel, Knoblauch, Olivenöl und Kräuter mit den rohen Fischwürfeln vermischen. Abgedeckt bis zur weiteren Verwendung kühl stellen. Backofen auf 180 °C vorheizen.

➤ Zucchini waschen, mit dem Gurkenhobel oder auf der Brotmaschine längs in vier breite Streifen schneiden und salzen. Je zwei Streifen versetzt zu einem runden Bett formen, in eine gefettete Auflaufform setzen.

➤ Das Fischragout nun erst salzen und in die Zucchinischeiben füllen.

➤ Bei 180° C je nach Fischart und Dicke der Würfel, ca. 8 Minuten garen. Garnelen, falls vorhanden, obenauf setzen und noch 5 Min. mitgaren, oder kurz in Olivenöl braten, würzen und auf die fertigen Röllchen legen.

➤ Mit Zitronen-/Limonenscheiben, Kräutern, Blüten dekorieren.

Info

Ein mediterranes, sehr ansprechendes Gericht. Sieht raffiniert aus, ist aber leicht herzustellen.
Passende Soßen oder Dips aus dem Kochbuch wählen.

Variationen

Es eignen sich alle Fischfilets.

Als Gemüse Fenchel mit rotem Paprika, grüne Bohnen mit Mais oder Grilltomaten dazu reichen.

Als vegetarische Variante mit knackig gegarten, gewürfelten Gemüse füllen und mit Käse überbacken.

Pro Portion: 250 kcal, 25g E, 15g F, 6g KH, GL: 1,4

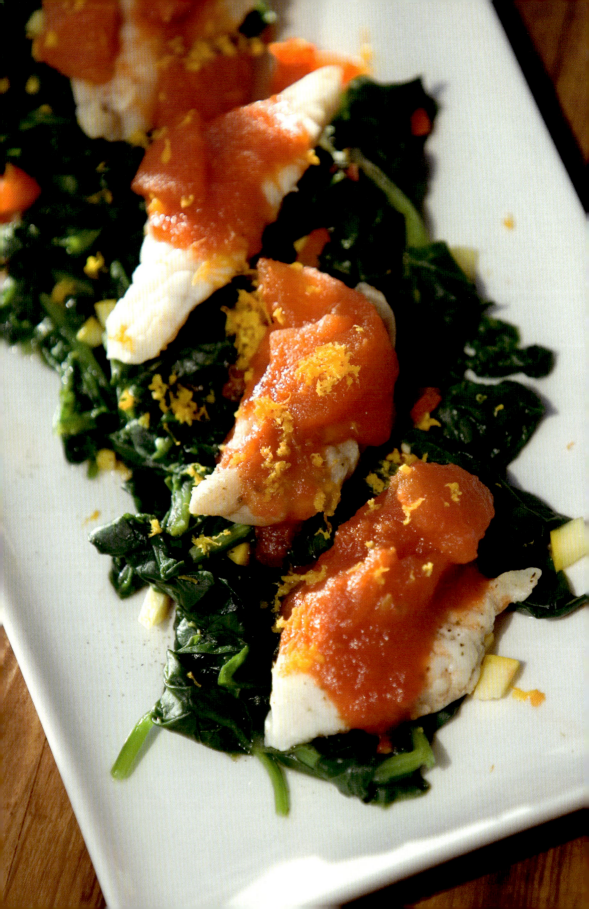

Seeteufel mit Tomaten-Orangen-Salsa auf Blattspinat

Zutaten (2 Portionen)

300g Seeteufelfilet, TK oder frisch
1-2 EL Tomatenmark
250g Tomaten, frisch oder Dose
400g Spinat, frisch oder TK
½ Zwiebel
Saft und Schale einer Orange
Zitronensaft, Pfeffer aus der Mühle,
Tabasco, Agavendicksaft, Salz
2 EL Olivenöl

Zubereitung

➤ Fischfilet waschen (evtl. vorher auftauen lassen), trocken tupfen, enthäuten und in ca. 5cm große Stücke schneiden, mit Zitronensaft beträufeln, abgedeckt kühl stellen.
➤ Für die Soße: Tomaten blanchieren, entkernen und würfeln (oder gewürfelte Dosentomaten verwenden). Mit Tomatenmark, Orangensaft, Salz, Agavendicksaft und Tabasco ca. 20 Minuten köcheln lassen, mit Orangenschale fruchtig abschmecken. Bis zur weiteren Verwendung warm stellen.
➤ Die Seeteufelfilets salzen und pfeffern, in 1 EL Olivenöl einige Minuten von beiden Seiten anbraten, Deckel auflegen. Bei geringer Hitze ca. 8-10 Minuten garen.

➤ Spinat verlesen, waschen und in einem Sieb aufbewahren. Die Zwiebel schälen, in kleine Würfel schneiden, in 1 EL Olivenöl in einem großen Topf glasig dünsten. Spinat tropfnass zugeben (TK Spinat vorher nach Anweisung garen), alles vermischen, salzen, pfeffern.
➤ Die Seeteufelsfilets auf dem Blattspinat mit der Tomatensalsa dekorativ anrichten.

Info

Der edle Seeteufel besticht durch sein festes Fleisch. Die Tomatensalsa wirkt ungewöhnlich fruchtig durch die Orange. Dazu passt Basmatireis oder ein zweites Gemüse.
Der Fisch läßt sich auch leicht in einer Auflaufform im Ofen bei 170 °C ca. 10 Minuten garen.

Variationen

Der Seeteufel kann durch anderes Fischfilet ersetzt werden, z.B. Talapia, Hoki oder Barsch.

Als Gemüse passt auch Zucchini, Broccoli oder Blumenkohlgemüse.

Pro Portion: ca. 311 kcal, 32g E, 11g F, 16g KH, GL: 4

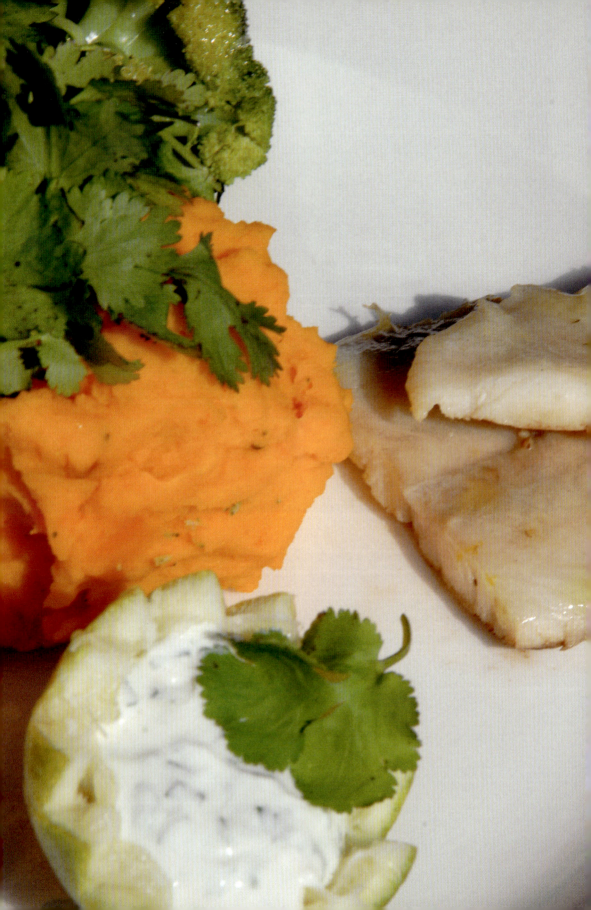

Pochiertes Fischfilet auf Kürbispüree

Zutaten (2 Portionen)

250-300g Fischfilet
250ml Fischfond oder
Gemüsebrühe
400g Kürbis (Hokkaido) ergibt
ca. 300g küchenfertige Ware
Saft einer ½ Zitrone
Pfeffer aus der Mühle, Muskat
Meersalz, 2 EL Sahne
Petersilie oder Korianderkraut
400g Gemüse nach Saison,
z.B. Broccoli, grüne Bohnen,
Spinat oder Zucchini

Zubereitung

➤ Fischfilet waschen und trocken tupfen, je nach Größe teilen. Mit Zitronensaft beträufeln, mit Salz und Pfeffer würzen, abgedeckt kühl stellen.

➤ Für das Püree den Kürbis entkernen und grob würfeln. In etwas Gemüsebrühe ca. 10 Minuten dämpfen, mit der Sahne pürieren. Mit Salz, Pfeffer, Muskat abschmecken und warm stellen.

➤ Gewähltes Gemüse waschen, putzen und in etwas Gemüsebrühe dämpfen.

➤ Fond oder Gemüsebrühe in eine tiefe Pfanne oder eine Auflaufform schütten, aufkochen lassen, den Fisch einlegen und 8-10 Minuten pochieren (unter dem Siedepunkt garen).

➤ Anrichten: Das Püree in die Mitte des Tellers geben. Den Fisch mit dem Gemüse und den gehackten Kräutern dekorativ anrichten.

Info

Ein farblich sehr ansprechendes Gericht mit wertvollen basischen Inhaltstoffen im Gemüse und fettverbrennenden Eiweiß im Fisch.

Variationen

Als Fisch eignet sich jegliches Fischfilet, u.a. Seeteufel, Seelachs, Lachs, Talapia, Hoki oder Barsch.

Der Fischfond kann als Soßenoder Suppengrundlage verwendet werden.

Gemüsepüree kann je nach Saison variiert werden, z.B. Broccoli, Karotten oder Wirsing.

Pro Portion: ca. 205 kcal, 33g E, 3g F, 6g KH, GL: 0,4

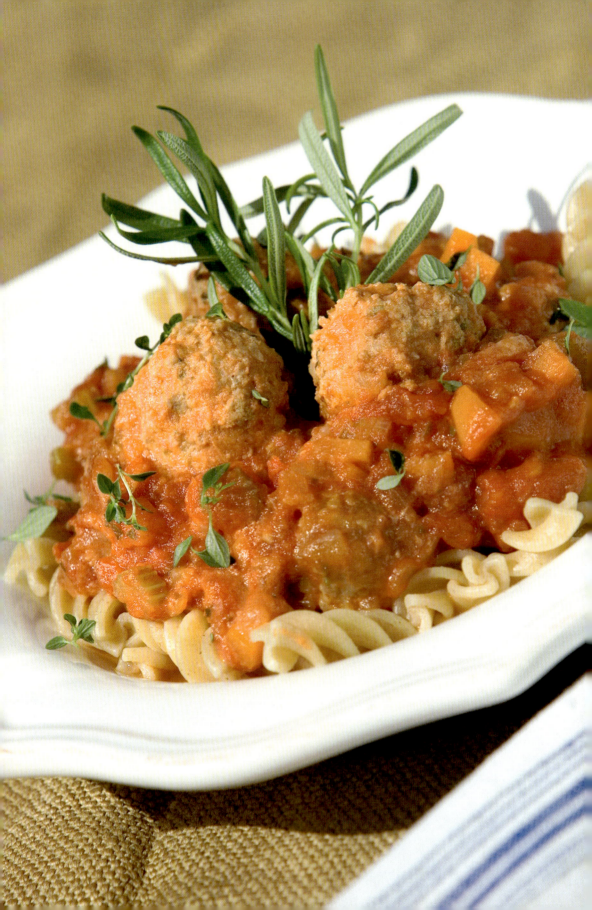

Würzige Lamm-Hackbällchen auf Tomaten-Gemüse-Soße

Zutaten (2 Personen)

250g Lamm-Hackfleisch
1 Ei
1 EL Magerquark
½ Zwiebel
Salz, Pfeffer aus der Mühle
½ Bund Basilikum, Rosmarin
Für die Soße:
je 50g Karotten
und Staudensellerie
1 Zwiebel
1 Knoblauchzehe
2 EL Olivenöl
1 Dose geschälte Tomaten (350g)
1 EL Tomatenmark
Salz, Tabasco
Agavendicksaft nach Geschmack
Basilikum, Thymian, Rosmarin

Zubereitung

➤ Für die Soße: Zwiebel, Karotten und Sellerie schälen und sehr klein würfeln, Knoblauch zerdrücken, Tomaten abtropfen lassen, in Stücke schneiden, Saft aufheben.
➤ 1 EL Olivenöl in einem Topf erhitzen, Zwiebel, Knoblauch, Karotten und Selleriewürfel ca. 10 Minuten dünsten.
➤ Tomatenmark, Tomatenstücke und Saft aus der Dose und Gewürze dazugeben, weitere 10 Minuten einkochen lassen.

➤ Für die Hackmasse: Zwiebel und Kräuter fein schneiden, Knoblauch zerdrücken. Mit den restlichen Zutaten mischen, mit Gewürzen und den Kräutern abschmecken. Den Teig zu Bällchen formen (wenn der Teig zu weich ist, einen EL Sojamehl oder Semmelbrösel zugeben). In einer Pfanne mit dem restlichen Öl ca. 10 Minuten auf beiden Seiten braten. Mit den gehackten Kräutern garnieren.
➤ Hackbällchen mit der Soße auf Hartweizennudeln, Eiweißnudeln oder mit Gemüse bei der Intensivstufe anrichten.

Info

Ein würziges, schnelles Gericht, das sich gut vorbereiten lässt. Die Hackbällchen lassen sich auf Vorrat einfrieren.

Variationen

Statt Lamm passt jegliches Hackfleisch.

Mit Ingwer, Cumin und Koriander in der Soße lässt sich dieses Gericht asiatisch abwandeln.

Pro Portion: ca. 396 kcal, 19g E, 29g F, 13g KH, GL: 3

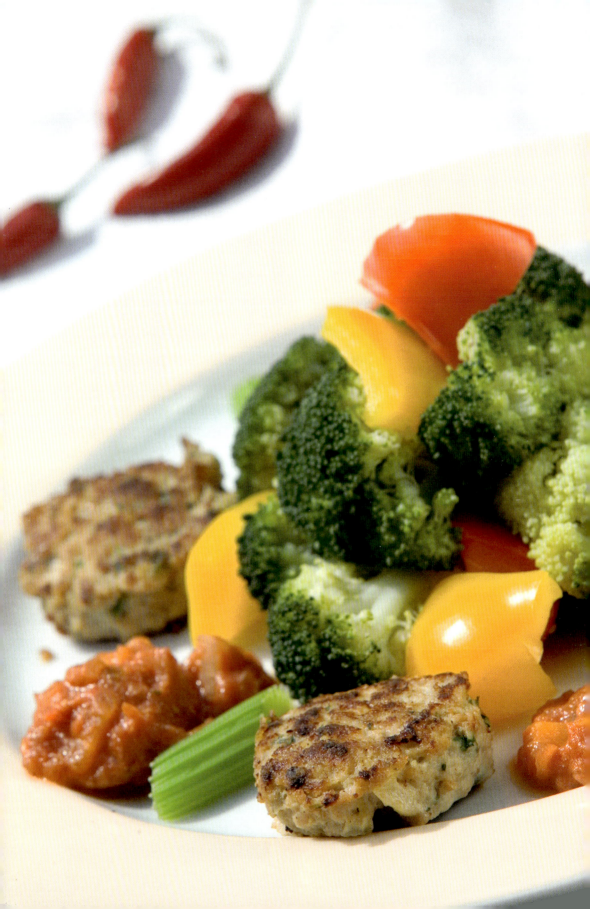

Feine Kalbsfrikadellen auf Gemüse

Zutaten (2 Portionen)

250g Kalbshackfleisch
1 Ei
1 EL Magerquark
2-3 Schalotten oder Zwiebel
1 TL mittelscharfer Senf
1 Knoblauchzehe
Petersilie, Thymian frisch
Salz, Pfeffer aus der Mühle
1 EL Bio-Bratöl
etwas Zitronenschale
400g Gemüse nach Wahl und Saison

Zubereitung

➤ Schalotten oder Zwiebel fein würfeln, Knoblauch durch die Presse drücken, Petersilie fein hacken, Thymian abzupfen.

➤ Hackfleisch mit Ei, Quark, Senf, Zitronenschale, Knoblauch Kräutern, Salz und Pfeffer und der Schalottenmischung gut vermengen, abschmecken.

➤ Aus der Masse mit feuchten Händen vier Frikadellen formen.

➤ In einer beschichteten Pfanne das Bratöl erhitzen, die Frikadellen ca. 5-10 Minuten von jeder Seite sanft braten. Oder im heißen Backrohr ca. 10 Minuten garen (spart Fett und Zeit).

Info

Ein schnelles und ansprechendes Gericht, dazu z.B. die peppige Chilisalsa, oder viele Soßen und Dips aus dem Kochbuch.

Die Frikadellen lassen sich kalt gut in die Arbeit mitnehmen, dazu evtl. Salat, Tomaten, Gurken oder ein beliebiger Dip aus dem Rezeptteil.

Variationen

Gemüse nach Saison oder Salatteller dazu reichen.

Statt Kalbfleisch eignet sich Rinderhack oder gemischtes Hackfleisch.

Pro Portion: ca. 259 kcal, 30g E, 11g F, 12g KH, GL: 2

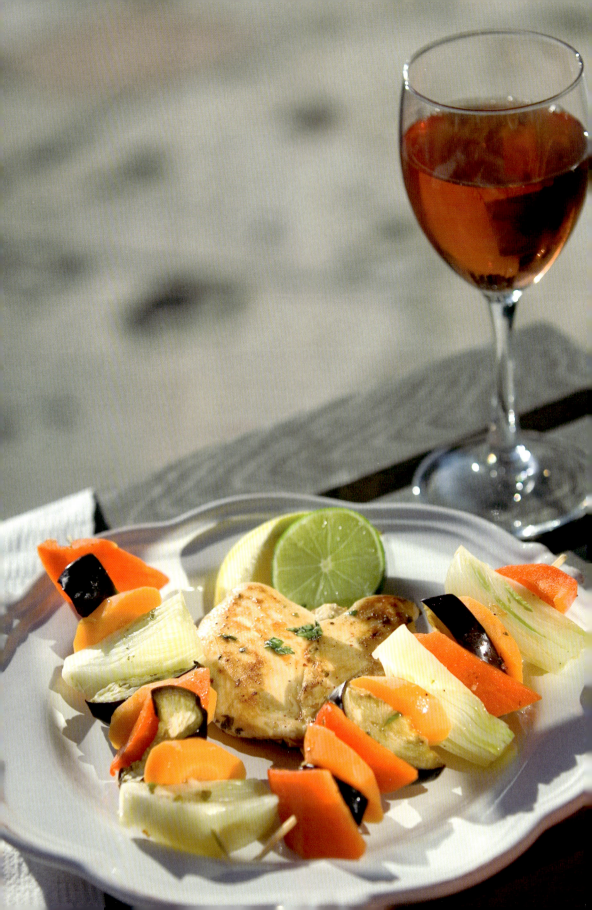

Hähnchenbrust mit Gemüsespießchen

Zutaten (2 Personen)

2 Hähnchenbrustfilets (á 100g)
1 EL Zitronensaft
Basilikum, Thymian, Rosmarin
200ml Gemüsebrühe
400g Gemüse, z.B. Fenchel,
Paprika, Zucchini
Salz, Pfeffer aus der Mühle, edel-
süßen Paprika
1 EL natives Kokosfett
2 EL Sojacuisine
Holzspieße
Kräuter und Zitronenspalten zur
Dekoration

Zubereitung

➤ Hähnchenfleisch waschen und trocken tupfen.

➤ Zitronensaft mit den gehackten Kräutern verrühren, das Fleisch damit einpinseln, abdecken und kühl stellen.

➤ Gemüse waschen, putzen, in gleich große Stücke schneiden.

➤ Fenchel in der Gemüsebrühe vordämpfen, die Paprikaschote mitgaren lassen, etwas später die Zucchini dazugeben.

➤ Das Gemüse auf die Holz-spieße stecken, salzen, pfeffern und warm stellen. Garflüssigkeit aufbewaren.

➤ Das Fleisch in dem heissen Kokosfett in einer Pfanne von jeder Seite ca. fünf Minuten braten, sal-zen und pfeffern, warm stellen.

➤ Mit Garflüssigkeit vom Gemü-se den Bratensatz in der Pfanne lösen, Sojacuisine zugeben, nicht mehr kochen lassen. Soße mit Salz, Paprika und Pfeffer abschmecken.

➤ Auf einem Teller das Fleisch und die Gemüsespieße schön an-richten, die Soße darüber träufeln, mit Zitronenspalten garnieren.

Info

Ein schnelles Gericht, wenn man das Gemüse nicht auf Spieße steckt.

Dazu passt je nach Wunsch Na-turreis, Basmatireis, Dinkelnudeln.

Bei Intensivstufe ohne Beilagen, oder mit einer kleinen Menge Ei-weißnudeln genießen.

Pro Portion: ca. 203 kcal, 27g E, 7g F, 9g KH, GL: 1

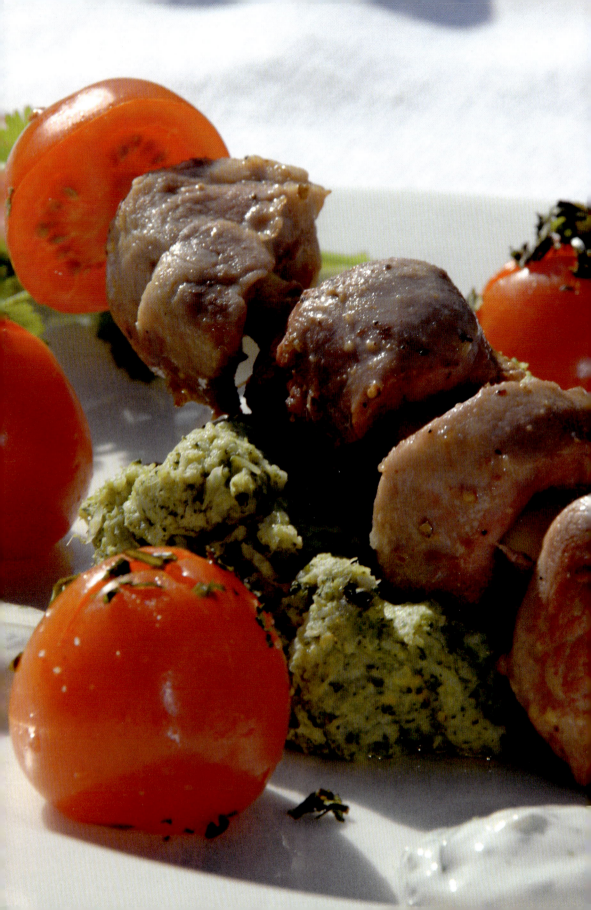

Schweinefilet am Spieß aus Zitronengras

Zutaten (2 Personen)

250g (Bio) Schweinfilet
400g Broccoligemüse, ergibt ca. 300g Röschen
4 Tomaten
Meersalz, Pfeffer, Muskat
2 EL Rapsöl
2 EL Sahne
Basilikum, Koriander, Petersilie etc.
2 Zitronengrasstiele oder gewässerte Holzspieße

Zubereitung

➤ Schweinefilet waschen, trocken tupfen, in ca. 3cm große Stücke schneiden, mit Salz und Pfeffer würzen, Zitronengras an einem Ende anspitzen und die Filetstücke aufstecken.

➤ Grünen Stielansatz bei den Tomaten entfernen und oben kreuzweise einschneiden, in eine gefettete kleine Form setzen. Kräuter grob hacken, Tomaten mit Meersalz, Pfeffer und einem Teil der Kräuter bestreuen, Backofen auf 180 °C vorheizen.

➤ Für das Püree vom Broccoli die dicken Strünke abschneiden und die Röschen am Stiel kreuzweise einschneiden (garen somit gleichmäßiger). In etwas Gemüsebrühe ca. 10 Minuten dämpfen. Mit der Sahne pürieren, mit Salz, Pfeffer, Muskat abschmecken und warm stellen.

➤ Die Spieße in dem Öl von beiden Seiten braten.

➤ Das Püree in die Mitte des Tellers häufen, Spieße dazu mit den Kräutertomaten anrichten. Mit den restlichen Kräutern dekorieren.

Info

Schweinefleisch nur in Bioqualität verwenden und wegen der darin enthaltenen entzündungsfördernden Arachidonsäure nicht zu häufig auf den Speiseplan setzen.

Variationen

Als Fleisch eignen sich auch alle anderen Filets von Lamm, Pute, Hähnchen, Kalb und Rind.

Statt Gemüsepüree kann je nach Saison Gemüse aller Art gereicht werden.

Als vegane Variante eignen sich Tofuwürfel, statt Sahne im Püree passt Kokosmilch sehr gut.

Pro Portion: ca. 205 kcal, 33g E, 3g F, 6g KH, GL: 0,4

Rezeptregister

Literaturtipps

Beliveau, Richard, Gingras Denis: „Krebszellen mögen keine Himbeeren"
(Kösel Verlag 2017)

Besser-Siegmund, Cora: „Easy Weight"
(Jungfermann Verlag, Paderborn 2009)

Coy, Dr. Johannes/Frank Maren: „Die neue Anti-Krebs-Ernährung"
(Gräfe Unzer Verlag 2010)

Davies Dr. William: „Weizenwampe"
(Goldmann Verlag, 2013)

Faerber Jane: „Low Carb High Fat"
(Christian Verlag 2014)

Fürstler Angelika: „Sprossen & Mikrogrün"
(Hans-Nietsch-Verlag 2017)

Grimm Dr. Hans-Ulrich/Bernhard Ubbenhorst: „Chemie im Essen"
(Knaur Verlag 2013)

Gonder Ulrike, Dr. Nicolai Worm: „mehr Fett"
(Systemed Verlag 2010)

Kämmerer Prof. Ulrike, Dr. Chistina Schlatterer, Dr. Gerd Knoll: „Krebszellen lieben Zucker - Patienten brauchen Fett"
(Systemed Verlag 2016)

Watzl, Bernhard/Leitzmann, Claus: „Bioaktive Substanzen in Lebensmitteln"
(Hippokrates Verlag, Stuttgart, 3. Auflage 2005)

Nützliche Links:

www.ugb.de (Ernährungswissenschaftliche Informationen)
www.foodwatch.de (Verbraucherorganisation Bereich Ernährung)
www.greenpeace.de (nützliche Einkaufsratgeber)
www.slowfood.de (Organisation für gute und faire Lebensmittel)
www.oekolandbau.de (Informationen ökologischer Landbau, Biosiegel, etc.)

Impressum

2017 ©
4. Auflage

Herausgeber:
Dr. med. Ralf Saballus
Direktor MVZ Berlin Helle-Mitte
www.radiologie-neurochirurgie.de

Autorin: Renate Julia Winklmüller
www.vitalstoff-ernaehrung.de

Fotos: Fotodesign Ann-Katrin Singer und Bernhard Gehring
        Andrea Knura, Journalistin, PR-Fachfrau

Druck und Layoutgestaltung:
F&W Druck- und Mediencenter GmbH
Holzhauser Feld 2, 83361 Kienberg

Dank

Ganz herzlich danke ich Florian für seine fachkundige Begleitung der vorherigen Auflagen; Manuela für ihre lustigen Cartoons und die Mitgestaltung des Covers; den drei kreativen Fotografen für ihre wundervollen Bilder; meinem damaligen Küchenteam und dem Tannerhof mit seinen Chefs für ihre Unterstützung; dazu Ramona, Brigitte und einigen Helfern und Freunden im Hintergrund für Ihre Ideen.
Und ganz besonders danke ich Herrn Dr. Ralf Saballus für seine Bereitschaft, das Buch neu aufzulegen und herauszugeben.

Wichtiger Hinweis:

Die Ratschläge in diesem Buch sind von der Autorin sorgfältig geprüft. Sie bieten jedoch keinen Ersatz für kompetenten medizinischen Rat. Jede Leserin und jeder Leser ist für sein Handeln selbst verantwortlich. Alle Angaben in diesem Buch erfolgen daher ohne jegliche Garantie und Gewährleistung seitens Autorin und Herausgeber. Eine Haftung der Autorin und des Herausgebers für Personen-, Sach- und Vermögensschäden ist ausgeschlossen.